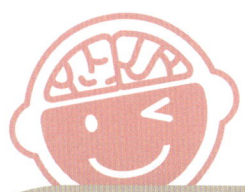

전문가들이 답한다!!

뇌졸중 똑똑하게 극복하는 200가지 방법

Q&A
뇌졸중 환자와 보호자를
위한 의학상식

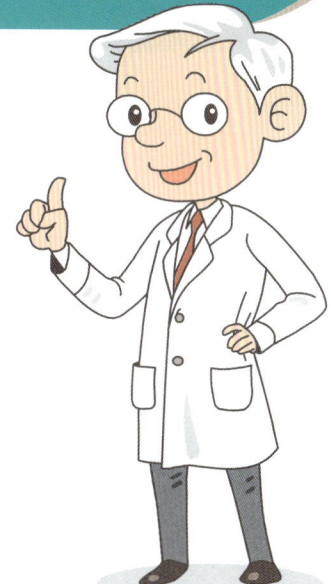

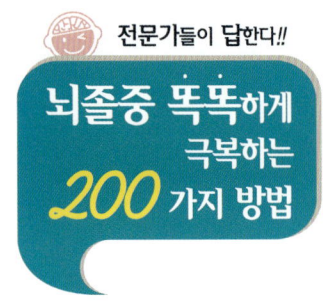

발행일 | 2010년 7월 7일

지은이 | 허지회 교수 外
펴낸이 | 김인수   기획총괄 | 백경미   디자인 | 김인혜

펴낸곳 | (주)엠엘커뮤니케이션   출판등록 2007년 6월 12일 제302-2007-000034호
주소 | 서울특별시 용산구 원효로 1동 12-15번지 중앙빌딩
전화 | 02) 717-5511(rep.)   팩스 | 02) 717-5515/5542
전자우편 | ml@smileml.com   홈페이지 | www.smileml.com

ISBN 978-89-961950-8-5

잘못된 책은 바꿔드립니다.
이 책의 전부 또는 일부 내용을 사용하려면 반드시 사전에 저작권자의 동의를 받아야 합니다.

전문가들이 답한다!!

뇌졸중 똑똑하게 극복하는 200가지 방법

머리말

뇌졸중이라는 병에 걸리게 되면 환자들은 많은 변화를 겪게 됩니다. 증상이 빨리 좋아지지 않아 답답해하기도 하고, 재발될까봐 불안해하기도 합니다. 예전에는 쉽게 할 수 있었던 일이 마음대로 되지 않아 좌절감을 느끼기도 합니다. 또한 식생활을 비롯한 일상생활을 어떻게 해야 할지, 약만 먹으면 재발을 예방할 수 있을지, 궁금한 점이 한두 가지가 아닙니다. 뇌졸중 환자와 함께 생활해야 하는 가족들 역시 어려움을 겪는 것은 매한가지입니다.

주변에서는 수많은 정보를 일러주기도 하고, 인터넷을 보거나 서점에 가면 뇌졸중에 대한 내용들이 셀 수 없이 많을 것입니다. 그렇지만 뇌졸중 환자와 가족들을 대상으로 정확하게 잘 정리되어 있는 책이나 정보를 찾기란 쉽지 않습니다.

이 책은 세브란스병원과 세브란스병원을 거쳐서 현재는 다른 여러 병원에서 뇌졸중이라는 병을 연구하고 진료하는 뇌졸중 전문가들이, 실제 진료하면서 환자들에게 받았던 질문들을 토대로 만들게 되었습니다. 그리고 뇌졸중 전문가들이 머리를 맞대고 모여 앉아, 환자나 보호자들이 알고 있으면 도움이 될 것이라고 생각되는 내용들을 추가로 추려서 문답 형식으로 만든 책입니다. 환자들이나 환자의 가족들, 그리고 뇌졸중에 관심이 있는 일반인들이 쉽게 이해할 수 있고 실질적인 도움을 얻을 수 있는 내용들로 꾸며 보았습니다. 2007년 1월에 발간한 '뇌졸중에 관한 151가지 질문'이라는 제목의 첫판과 2009년 4월에 발간한 '16인의 전문가와 함께하는 뇌졸중 정복하기'라는 두 번째 판 이후 책을 직접 읽으셨던 많은 분들로부터 조언을 받아, 좀 더 쉬운 내용과 충실한 구성으로 새로이 책을 내게 되었습니다.

환자와 가족들이 그 동안 의사에게 미처 물어보지 못했던 의문점과 평상시 궁금했던 내용들을 책에서 찾아보면서 뇌졸중을 이겨내고 예방하는 데 실질적인 도움을 얻기를 바랍니다. 또한, 뇌졸중을 걱정하는 많은 분들이 뇌졸중의 위험에서 벗어나 건강하게 지낼 수 있기를 기대합니다.

뇌졸중 환자와 가족이 궁금해 하는 사항들에 대해 많은 조언과 도움을 주신 세브란스병원 뇌졸중 센터 이민정 간호사, 김진권 강사, 이동현 강사와 출판을 맡아주신 (주)엠엘커뮤니케이션, 그리고 책을 읽고 좋은 말씀을 주셨던 환자분들께 깊은 감사를 드립니다.

YONSEI STROKE TEAM 저자 일동

찾·아·보·기

첫 번째 _ 알고 이해하기

01 뇌졸중이란 어떤 병인가요? / 18
02 뇌졸중은 뇌경색이나 뇌출혈과 다른 말인가요? / 19
03 뇌출혈은 왜 생기나요? / 20
04 뇌졸중의 주요 원인이라고 알려진 동맥경화란 무엇인가요? / 21
05 뇌졸중의 증상에는 어떤 것들이 있나요? / 24
06 뇌졸중은 전조 증상이 있나요? / 26
07 뇌졸중으로 잘못 알기 쉬운 증상은 어떤 것들이 있나요? / 27
08 뇌의 손상 위치에 따라 어떤 증상들이 나타나나요? / 28
09 두통 증상이 있습니다. 뇌졸중인가요? / 29
10 어지럼증이 있습니다. 뇌졸중인가요? / 31
11 뇌졸중이 심장 때문이라고도 하는데, 뇌에 생기는 병과 심장이 무슨 상관이 있나요? / 32
12 나이도 젊고 고혈압, 당뇨병도 없고 심장도 건강한데 왜 뇌졸중이 오나요? / 33
13 직장 동료가 과로로 쓰러졌는데 뇌졸중이라고 합니다. 과로가 뇌졸중과 어떤 관련이 있나요? / 34
14 배우자가 잘 때 심하게 코를 골고 가끔 숨을 안 쉬는 것 같아요. 뇌졸중과 관련이 있을까요? / 35
15 뇌졸중은 얼마나 자주 생기는 병인가요? / 36
16 뇌졸중은 얼마나 위험한 병인가요? / 36

○ 하나 더 알아두기 – 뇌의 구조

17 뇌는 어떻게 생겼나요? / 37
18 뇌는 어떤 역할을 하나요? / 39
19 뇌혈관은 어떻게 생겼나요? / 42

뇌졸중 똑똑하게 극복하는
200가지 방법

두 번째 _ 위험요인 관리하기

01 어떤 사람들이 뇌졸중에 잘 걸리나요? / 46

○ 고혈압

02 혈압이 높으면 뇌졸중이 잘 생기나요? / 47
03 혈압은 어느 정도로 조절되는 것이 좋나요? / 47
04 혈압은 어떻게 재어야 하나요? / 48
05 고혈압은 꼭 치료해야 하나요? 그럼 어떻게 치료해야 하나요? / 50
06 현재 고혈압약을 먹고 있으나 조절이 잘 안 돼요. 약 말고 다른 방법은 없을까요? / 50
07 혈압이 정상수치가 되면 약을 안 먹어도 되나요? / 51
08 가끔 뒷골이 당기는데 고혈압 증상인가요? / 51
09 가족 중에 고혈압이 있는 분이 있습니다. 고혈압은 유전이 되나요? / 52
10 현재 혈압이 정상인데 앞으로도 괜찮을까요? / 52

○ 당뇨병

11 당뇨병이 있으면 뇌졸중이 잘 오나요? / 53
12 가족 중에 당뇨병이 있는 분이 있습니다. 당뇨병은 유전되나요? / 54
13 당뇨병이 있는데요, 주의할 점에는 어떤 것들이 있나요? / 54
14 현재 당뇨병이 아니면 앞으로도 괜찮겠지요? / 55

○ 심장병

15 심장병이 있으면 뇌졸중이 잘 오나요? / 56
16 맥박이 불규칙합니다. 부정맥인가요? / 56

찾·아·보·기

17 가끔 심장이 빠르게 뜁니다. 이상이 있는 건가요? / 57
18 심장이 건강한데 앞으로도 괜찮겠지요? / 57

○ 고지혈증(이상지질혈증)
19 고지혈증이 있으면 뇌졸중이 잘 오나요? / 58
20 고지혈증인 사람은 어떤 음식을 먹어야 하나요? / 59

○ 흡연
21 꼭 담배를 끊어야 하나요? / 60
22 담배를 피우는 횟수를 줄여서 조금만 피우는 것은 안 될까요? / 62
23 담배를 끊어서 오는 이득은 언제부터 느낄 수 있나요? / 62
24 금연하고 나서 생기는 금단 증상으로 너무 힘듭니다. 금단 증상이 얼마나 갈까요? / 63
25 보다 쉽게 금연할 수 있는 방법은 없나요? / 64
26 배우자가 담배를 많이 피웁니다. 간접흡연도 위험한가요? / 65

○ 음주
27 술을 많이 마시면 뇌졸중이 잘 오나요? / 66
28 적당한 음주는 오히려 건강에 좋다고 하던데 사실인가요? / 67

○ 비만
29 뚱뚱하면 뇌졸중이 잘 생기나요? / 67
30 배가 많이 나왔어요. 뇌졸중 위험이 있나요? / 68

○ 가족력
31 가족 중에 뇌졸중 환자가 있습니다. 뇌졸중은 유전되나요? / 70

세 번째 _ 뇌졸중 예방하기

○ 식사요법

01 먹는 것으로도 뇌졸중 예방이 가능하나요? / 72
02 건강한 식생활이란 무엇인가요? / 72
03 기름진 음식(지방)은 무조건 피해야 하나요? / 74
04 고기나 빵보다 밥을 섭취하는 것이 뇌졸중 예방에 좋을까요? / 77
05 동맥경화증이 있다는데, 고기를 먹지 말아야 할까요? / 78
06 채식을 주로 하는데도 고지혈증이 생기나요? / 79
07 섬유소가 풍부한 음식이 몸에 좋다고 하는데요? / 80
08 건강보조식품이나 혈액순환제는 뇌졸중 예방에 도움이 되나요? / 81
09 짜게 먹으면 왜 나쁜가요? / 81
10 당뇨병 환자입니다. 어떤 음식을 조심해야 하나요? / 84
11 커피나 매운 음식 등 기호식품은 어떤가요? / 88

○ 운동요법

12 운동을 하면 뇌졸중이 예방되나요? / 88
13 가장 좋은 운동은 어떤 것인가요? / 90
14 새벽 운동은 어떤가요? / 90
15 어느 정도의 운동이 얼마나 필요한가요? / 91
16 심장이 안 좋아요. 어떤 운동을 해야 하나요? / 92

○ 생활요법

17 사우나 찜질방이 혈액순환에 도움이 되나요? / 93
18 목욕은 어떻게 하는 것이 좋나요? / 94

찾·아·보·기

19 반신욕이 전신욕보다 더 좋은가요? / 94
20 목 뒤가 지속적으로 뻐근하고 안 좋은데 지압으로 풀어주는 것은 어떨까요? / 95

네 번째 _ 관련 약물 알아보기

01 뇌졸중 약이란 무엇인가요? / 98
02 뇌졸중 약은 계속 먹어야 하나요? / 99

○ 항혈소판 제제
03 항혈소판 제제는 무엇인가요? / 100
04 항혈소판 제제의 부작용에는 어떤 것들이 있나요? / 101
05 다른 병원에 가게 됐을 때 항혈소판 제제 복용을 의사에게 알려야 하나요? / 102
06 항혈소판 제제 작용을 하는 약물에는 어떤 것이 있나요? / 103

○ 항응고제
07 항응고제는 어떤 약인가요? / 103
08 저는 왜 와파린(쿠마딘)을 먹어야 하나요? / 104
09 와파린(쿠마딘)을 먹으면 왜 번거롭게 피검사를 해야 하나요? / 104
10 와파린(쿠마딘)을 먹으면서 같이 복용하면 안 되는 약은 무엇인가요? / 105
11 와파린(쿠마딘)의 부작용에는 어떤 것들이 있나요? / 106
12 와파린(쿠마딘) 복용을 잊었어요! / 107
13 나이 드신 어머님이 와파린(쿠마딘) 복용을 자꾸 잊으시는데, 어떻게 하면 좋을까요? / 108
14 와파린(쿠마딘)은 먹는 음식에 따라서도 약효가 달라진다는데, 어떤 음식을 주의해야 하나요? / 109

15 와파린(쿠마딘)을 먹으면서 넘어지거나 부딪히지 않으려면 취미 생활도 주의해야 하나요? / 110
16 와파린(쿠마딘)을 먹는 중에 한의원에서 침 맞는 것은 괜찮지 않나요? / 111
17 와파린(쿠마딘)을 먹는 중에 다른 병원에 가게 되면 의사에게 알려야 하나요? / 111

○ 고혈압약

18 고혈압약은 평생 먹어야 하나요? / 112
19 어떻게 하면 혈압약을 줄일 수 있나요? / 113
20 고혈압약은 중독성이 강해서 평생 약을 끊지 못하는 것 아닌가요? / 113
21 고혈압 증세가 없는데도 혈압이 높으면 고혈압약을 먹어야 하나요? / 114
22 고혈압약은 언제 복용하는 것이 좋은가요? / 115
23 고혈압약을 복용 중이라면 뇌졸중에 대해서는 안심해도 되나요? / 115
24 약에는 다 부작용이 있다고 하는데, 고혈압약에는 어떤 부작용이 있나요? / 116
25 고혈압 때문에 뇌졸중이 생겼다는데, 입원 중에는 고혈압약을 왜 안 주나요? / 117

○ 고지혈증약

26 고지혈증이라는데 어떤 약을 복용해야 하나요? / 118
27 뇌졸중 환자입니다. 콜레스테롤 수치가 정상인데도 처방 받은 고지혈증약을 복용해야 하나요? / 119

○ 기타

28 현재는 건강하나 뇌졸중이 염려되어 아스피린을 매일 복용합니다. 예방 효과가 있나요? / 120
29 비타민을 먹으면 뇌졸중 예방에 좋은가요? / 121
30 그렇다면 뇌졸중으로 입원 시 비타민제가 도움이 될까요? / 125
31 약물치료 시 혈액순환제, 건강보조식품 또는 한약을 먹어도 괜찮을까요? / 126
32 피임약을 먹으면 뇌졸중이 잘 생기나요? / 128
33 폐경 후 호르몬 약물치료를 받고 있습니다. 뇌졸중 예방에 도움이 될까요? / 129

찾·아·보·기

다섯 번째 _ 검사하고 진단하기

- 01 뇌졸중이 걱정되는데 어떤 검사를 해야 하나요? / 132
- 02 CT 촬영이나 MRI 검사는 왜 하나요? / 134
- 03 CT 촬영을 했는데, 왜 또 MRI 검사를 해야 하나요? / 134
- 04 병원에서 검사를 했는데 괜찮다고 합니다. 앞으로도 괜찮을까요? / 135
- 05 뇌졸중이라고 알고 있는데, 왜 또 다른 검사를 하나요? 진단이 되지 않았나요? / 136
- 06 뇌졸중 예방을 위해 검사한 CT/MRI에서 무증상 뇌졸중 또는 백색질 변화가 관찰된다고 합니다. 어떻게 할까요? / 137
- 07 뇌졸중 환자에게 뇌혈관검사는 왜 하나요? / 138
- 08 뇌혈관초음파검사는 무엇인가요? / 140
- 09 뇌졸중 환자인데 심장에 대한 검사는 왜 하나요? / 140
- 10 입원 중에 여러 가지 혈액검사를 하는데 뇌졸중과 무슨 연관이 있나요? / 142
- 11 말초동맥에 대한 동맥경화 여부 검사를 권합니다. 검사를 해보는 것이 좋을까요? / 142
- 12 뇌졸중 환자에게 시행되는 그 밖의 검사에는 어떤 것이 있나요? / 143

여섯 번째 _ 입원·치료하기

- 01 뇌혈관이 막힌 경우, 막힌 혈관을 뚫어주는 치료가 있다는데요? / 146
- 02 뇌경색이 생기면 언제든지 혈전용해치료를 하면 좋지 않을까요? / 147
- 03 좁아진 뇌혈관을 넓혀주는 치료가 있다는데 어떤 것인가요? / 148

04 뇌출혈의 경우에는 무조건 수술을 해야 하나요? / 150
05 뇌경색이 뇌반구의 2/3 이상이라고 합니다.
   2~3일 뒤에 뇌부종으로 인해 생명이 위험해 질 수 있다고 합니다. 이유가 뭔가요? / 151
06 뇌부종으로 수술을 받아야 한다고 합니다. 수술을 받으면 좋아지나요? / 152
07 중환자실에 있습니다. 현재 호흡기를 끼우고 있는데 기관절개술을 하자고 합니다.
   해야 합니까? / 152
08 뇌졸중 증상이 약한데 꼭 입원해야 하나요? / 153
09 뇌졸중 환자에게 동반될 수 있는 합병증은 무엇이 있나요? / 154
10 왜 자꾸 열이 나는 건가요? / 156
11 입원 중에 발작이 생겼습니다. 이것도 뇌졸중으로 인한 증상인가요? / 157
12 뇌졸중으로 인해 심장이 나빠질 수도 있나요? / 157
13 소화도 잘 못하고, 자꾸 토하고, 구토물에서 피가 나와요.
   내시경을 했는데 위궤양이 있다고 합니다. 왜 생기죠? / 158
14 물 마실 때 자꾸 기침을 합니다. 어떻게 해야 하나요? / 158
15 콧줄을 통하여 음식을 섭취하고 있습니다. 언제쯤 콧줄을 빼고 식사를 할 수 있을까요? / 160
16 콧줄 때문에 삼키는 것이 더 어려운 것이 아닌가요? / 161
17 콧줄로 식사하고부터 설사를 해요. 콧줄 때문인가요? / 161
18 콧줄로 식사는 어떻게, 얼마나 하나요? / 162
19 콧줄로 음식물 섭취를 하고 있는데 뱃줄로 바꾸자고 합니다. 꼭 해야 되나요? / 163
20 소변이 잘 나오지 않습니다. 왜 그런가요? / 164
21 소변줄을 언제까지 유지해야 하나요?
   아직 소변을 가리지 못하시는데, 빨리 빼도 괜찮은 건가요? / 165
22 환자가 편안해 하는 방향으로만 눕게 해드리면 안 되나요?
   왜 자주 누운 자세를 바꿔 드려야 하나요? / 166

찾·아·보·기

23 마비된 다리에 탄력스타킹을 신겼더니 매우 갑갑해 하십니다. 꼭 신겨야 하나요? / 166
24 입원 후에 마비증상이 더 심해졌어요. 왜 그런가요? / 167
25 마비는 어떻게 회복되나요? / 168

○ 재활치료

26 뇌졸중 재활치료란 무엇인가요? / 168
27 재활치료에는 어떤 종류가 있나요? / 170
28 재활치료가 뇌졸중 환자에게 많은 도움이 되나요? / 170
29 재활로 인해 뇌 회복에 얼마나 좋은 결과를 얻을 수 있나요? / 171
30 재활치료를 해도 회복이 안 되는 경우는 어떻게 하나요? / 171
31 재활치료는 뇌졸중 후 언제 시작하는 것이 좋은가요? / 172
32 재활치료가 합병증을 예방하는 데에도 도움이 되나요? / 172
33 어떤 경우에 입원해서 재활치료를 받아야 하나요? / 173
34 얼마 동안 입원해서 재활치료를 받아야 하나요? / 175

○ 하나 더 알아두기 – 뇌졸중과 혈관성 치매

35 뇌졸중 후에 치매에 걸릴 수 있나요? / 175
36 뇌졸중과 관련 있는 혈관성 치매에 대해 설명해주세요. / 176
37 뇌졸중 후에 사람이 완전히 달라지고 이상한 행동을 합니다. / 178
38 갑자기 헛소리를 합니다. 혈관성 치매인가요? / 179
39 혈관성 치매가 오지 않게 하려면 어떻게 해야 하죠? / 179
40 혈관성 치매를 치료할 수는 있나요? / 180
41 치매증상이 심합니다. 집에서 도움을 줄 수 있는 방법은 없나요? / 180

일곱 번째 _ 뇌졸중 후 올바른 생활하기

01 집에서 생활할 때 불편을 줄일 수 있게 어떤 것들을 갖추어야 하나요? / 184
02 뇌졸중 환자에게 도움이 되는 보조기는 무엇이 있나요? / 186
03 개인위생은 어떻게 관리해야 하나요? / 187

뇌졸중 환자의 음식

04 뇌졸중에 좋은 음식에는 어떤 것이 있을까요? / 190
05 뇌졸중 회복에 청국장 가루, 양파즙 같은 음식들이 정말 도움이 되나요? / 191
06 뇌졸중 이후에 커피, 녹차와 같은 차 종류는 어떻습니까? / 192

뇌졸중 환자의 운동

07 뇌졸중 환자가 운동을 해도 되나요? / 193
08 뇌졸중 환자에게는 어떤 운동이 좋은가요? / 194
09 운동할 때 주의해야 할 점은 어떤 것들이 있나요? / 195
10 집에서 보호자가 도와서 할 수 있는 운동치료에는 어떤 것들이 있나요? / 196

뇌졸중 환자의 올바른 자세

11 좋은 자세로 누워 있는 것이 중요하나요? / 201
12 똑바로 누웠을 때의 자세는 어떻게 해야 하나요? / 202
13 옆으로 누웠을 때의 자세는 어떻게 해야 하나요? / 203
14 환자의 자세를 자주 바꿔 줘야 하나요? / 204

찾·아·보·기

○ 각종 상황 대처법

15 어깨가 아파요. 어떻게 해야 하나요? / 205
16 열이 나요. 병원에 가야 하나요? / 207
17 정상 쪽 팔다리가 아파요. 왜 그럴까요? / 208
18 뇌졸중을 앓은 뒤로 마비감 혹은 먹먹함이 있었던 마비 쪽 팔, 다리가 저림이 심합니다. 왜 그런가요? / 208
19 손이 잘 움직여지지 않는데, 손 운동할 수 있는 방법을 가르쳐 주세요. / 209
20 걸음걸이가 이상합니다. 바르게 걷고 싶은데 어떻게 해야 하나요? / 210
21 걸을 때 까치발(첨족변형)로 걷습니다. 어떻게 해야 하나요? / 211
22 걸을 때 무릎을 구부리지 못하고 뻗정다리로 걸어요. 어떻게 해야 하나요? / 212
23 팔다리가 뻣뻣해요. 어떻게 해야 하나요? / 213
24 경직이 갑자기 심해졌어요. 왜 그런가요? / 214
25 경직을 줄이기 위해 집에서 할 수 있는 방법은 어떤 것이 있나요? / 214
26 관절운동을 한 직후 갑자기 다리가 붓고 통증, 발적이 생겼어요. 어떻게 해야 하나요? / 215
27 집에서 사래가 걸릴 때 대처 방법이 없을까요? / 216
28 언어장애가 있습니다. 집에서 도와줄 수 있는 방법에는 어떤 것이 있나요? / 217
29 환자의 낮과 밤이 바뀌었어요. 어떻게 대처해야 하나요? / 218
30 한 쪽으로만 보려는 환자는 어떻게 해야 하나요? / 220
31 아무 것도 안 하려고 합니다. 어떻게 하면 되나요? / 220
32 소변 실수를 자주 하세요. 어떻게 해야 하나요? / 221
33 변비가 심해요. 어떻게 해야 하나요? / 222

◯ 뇌졸중 후 일상생활

34 뇌졸중이 생기면 다른 사람의 도움을 받아야만 일상생활을 할 수 있게 되나요? / 223
35 뇌졸중 후 직장에 나가서 다시 일을 할 수 있을까요? / 224
36 뇌졸중 환자도 일반인처럼 약국에 가서 감기약이나 두통약 등을 사 먹어도 되나요? / 225
37 뇌졸중 이후에 성생활을 해도 괜찮을까요? / 225
38 뇌졸중 환자가 발기부전치료제를 복용해도 괜찮을까요? / 226
39 뇌졸중 후 장애판정은 언제 받을 수 있나요? / 226

◯ 하나 더 알아두기 – 재발

40 뇌졸중도 재발이 되나요? 된다면 얼마나 재발이 되나요? / 227
41 뇌졸중 재발의 징후는 무엇인가요? / 228
42 뇌졸중 재발을 막기 위한 검사는 무엇인가요? / 228
43 퇴원하고 나서 두통 혹은 어지럼증이 간혹 있는데 혹시 재발된 것은 아닌가요? / 229
44 뇌졸중 발생의 가능성이 있을 때 가정에서 할 수 있는 응급조치는 없나요? / 229

여덟 번째 _ 부록

- 나에게도 뇌졸중이? / 232
  - 자가진단측정
- 10년 뇌졸중 발생률 계산법 (남자) / 233
- 10년 뇌졸중 발생률 계산법 (여자) / 234

전문가들이 답한다!!
뇌졸중 똑똑하게 극복하는 200가지 방법

첫 번째
; 알고 이해하기

01 뇌졸중이란 어떤 병인가요?

뇌졸중이란 뇌로 가는 뇌혈관에 문제(혈관이 막히거나 터짐)가 생겨 발생하는 병입니다. 뇌는 우리가 살아가는 데 있어서 생각하고, 말하고, 보고, 느끼고, 움직이는 모든 신체기능을 조절하는 기관입니다. 뇌를 비롯한 신체기관은 산소와 영양분이 있어야 제 기능을 할 수 있는데, 산소와 영양분은 혈관 속에 흐르는 혈액을 통해서 전신에 공급됩니다. 뇌혈관이 막히거나 터지면, 문제가 생긴 뇌혈관으로부터 산소와 영양분을 공급받던 뇌의 일부분이 상하게 되고 특정 부위의 뇌가 기능을 할 수 없게 됩니다. 따라서 팔, 다리의 마비, 언어장애, 시야장애 등 다양한 증상들이 나타나게 되는 것입니다.

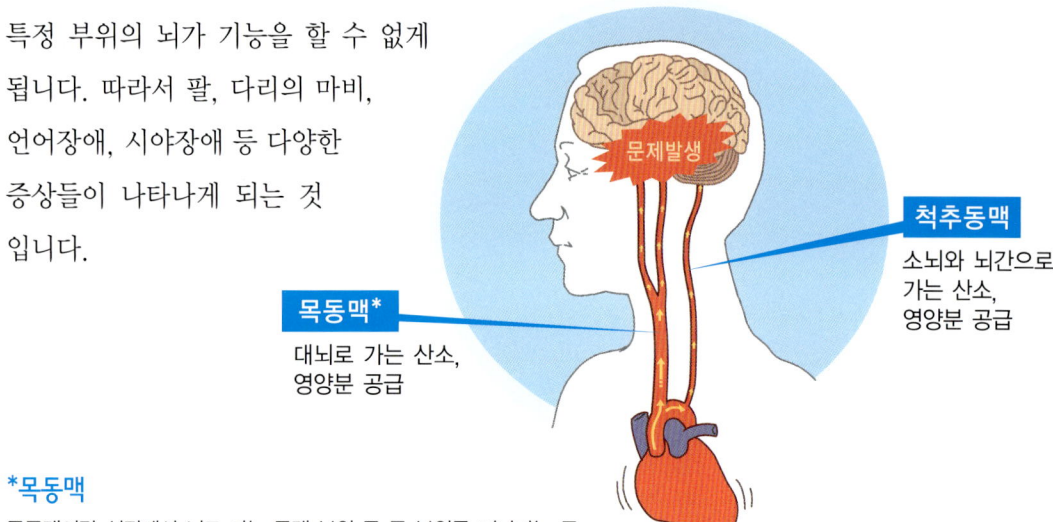

척추동맥
소뇌와 뇌간으로 가는 산소, 영양분 공급

목동맥*
대뇌로 가는 산소, 영양분 공급

문제발생

*목동맥
목동맥이란 심장에서 뇌로 가는 동맥 부위 중 목 부위를 지나가는 동맥으로 온목동맥이 내경동맥, 외경동맥으로 나눠져서 주행하게 됩니다. 이 온목동맥, 내경동맥, 외경동맥을 합쳐서 목동맥이라고 합니다. 내경동맥은 뇌 안으로 들어가서 뇌에 혈액을 공급해주고, 외경동맥은 뇌 밖의 얼굴 같은 곳에 혈액을 공급해 줍니다.

02 뇌졸중은 뇌경색이나 뇌출혈과 다른 말인가요?

　뇌졸중이란 병은 뇌경색과 뇌출혈이라는 병을 모두 합하여 부르는 말입니다. 뇌혈관이 막혀서 증상이 발생하면 뇌경색, 뇌혈관이 터져서 뇌 안쪽의 출혈 때문에 증상이 있으면 뇌출혈이라고 부릅니다. 하지만 머리를 다쳐서 생기는 출혈은 뇌졸중이라고 하지 않습니다.

　뇌경색을 허혈성 뇌졸중, 뇌출혈을 출혈성 뇌졸중이라고 부르기도 합니다. 우리나라의 경우 20여 년 전까지만 해도 뇌출혈이 더 많았지만, 요즈음에는 뇌경색이 더 많이 발생하고 있습니다. 그래서 뇌졸중과 뇌경색을 같은 말처럼 쓰는 경우가 종종 있습니다.

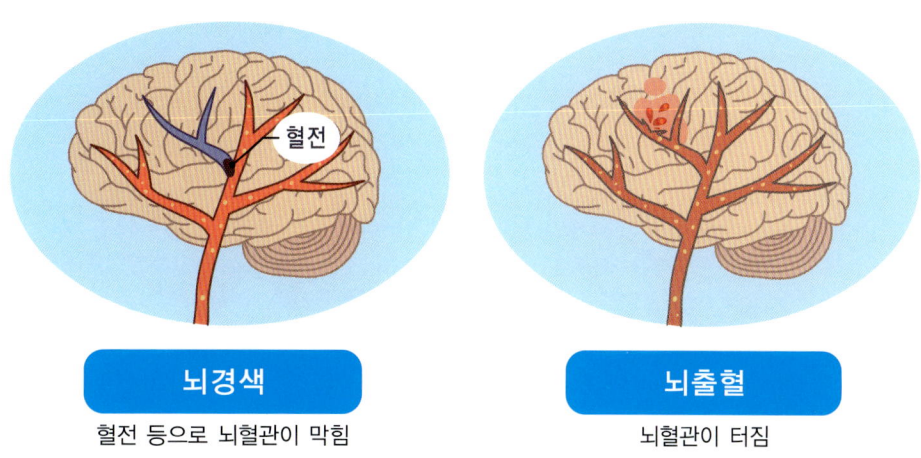

뇌경색 — 혈전 등으로 뇌혈관이 막힘

뇌출혈 — 뇌혈관이 터짐

03 뇌출혈은 왜 생기나요?

　뇌출혈에는 출혈이 생기는 부위에 따라 뇌실질내출혈, 지주막하출혈 등이 있습니다. 교통사고 등 외상에 의해서도 발생할 수 있지만, 이런 경우는 뇌졸중이라고 하지 않습니다.

　뇌실질내출혈은 대부분 고혈압과 관련이 있습니다. 주로 뇌 깊은 곳의 작은 뇌혈관이 오랜 고혈압에 손상을 받아오다가 혈압에 견디지 못하고 터지게 되어 발생합니다. 지주막하출혈의 경우는 대부분 혈관꽈리(동맥류)라는 병이 원인이 되어 생깁니다. 혈관꽈리는 혈관 벽의 일부가 얇아지면서 혈관 내 압력을 이기지 못하게 되어 작은 풍선처럼 부풀어 오른 부위를 말하는 것으로 모양이 꽈리 같다고 해서 붙여진 이름입니다. 부푼 풍선일수록 터지기 쉬운 법이지요. 압력을 갑자기 많이 받을 경우 터지게 되는데, 이때 뇌를 둘러싸는 막의 하나인 지주막 밑쪽에 출혈이 발생됩니다.

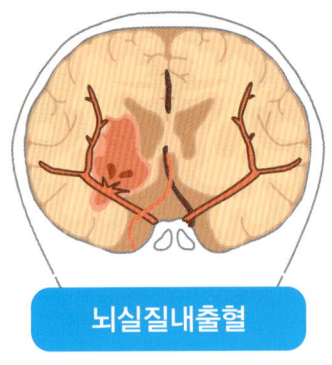
뇌실질내출혈

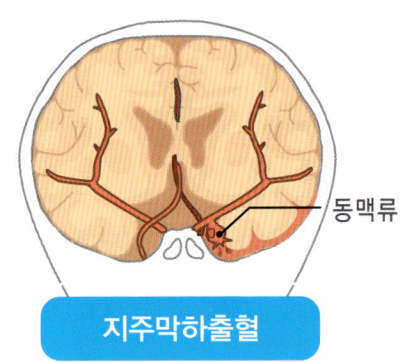
지주막하출혈

그 외에도 선천적으로 비정상적인 모양의 혈관인 뇌 동정맥 기형* 때문에 출혈이 발생할 수 있습니다. 각 질환에 대한 자세한 이야기는 담당 선생님과 상의해야 합니다.

*동정맥 기형

뇌혈류는 큰 동맥, 작은 동맥을 거쳐 모세혈관을 통과한 다음 작은 정맥, 큰 정맥 순으로 흐르게 됩니다. 그러나 뇌혈관 발생 과정에서 모세혈관이 발생되지 않아 뇌혈류가 모세혈관을 거치지 않고 동맥에서 바로 정맥으로 흐르게 되는 혈관 기형을 동정맥 기형이라고 합니다. 따라서 동맥 내의 높은 압력이 바로 정맥으로 전달되기 때문에 쉽게 터져 뇌출혈을 잘 유발할 수 있습니다.

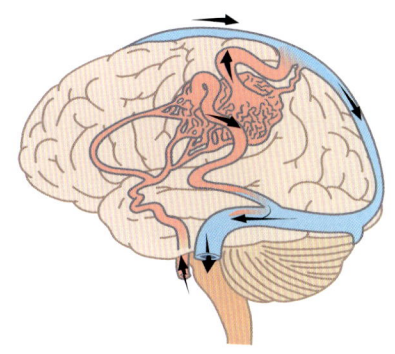

04 뇌졸중의 주요 원인이라고 알려진 동맥경화란 무엇인가요?

동맥경화란 손상된 동맥 내벽 부위를 통해 콜레스테롤과 염증세포가 혈관벽 안으로 들어가 쌓이게 되는 현상을 말합니다. 나이가 들고, 여러 가지 뇌졸중의 위험요인(예를 들면 고혈압, 당뇨병, 흡연, 고지혈증 등)이 있는 경우 동맥 내벽이 쉽게 손상되며 동맥경화가 잘 발생합니다. 말하자면 동맥벽에 기름때가 끼었다고 생각하면 됩니다.

이렇게 손상된 혈관벽 안의 기름층(콜레스테롤과 염증세포가 쌓인 부분)이 혈액과 닿게 되면 뇌경색을 일으키는 혈전이 만들어지게 됩니다.

동맥경화가 더 진행되면 혈관벽이 딱딱해지고 두꺼워져 혈관*이 좁아지게 됩니다. 혈관이 계속 좁아지면 그 자체로 혈액순환이 안 되어 증상을 일으키기도 합니다. 그래서 동맥경화는 뇌졸중을 일으키는 주요 원인입니다. 쉽게 말해 집으로 들어오는 수도관이 오래되면 관 안에 녹 등이 생기게 되어 수도관이 막히기도 하고 터지기도 하는 것과 비슷한 현상이라고 이해하시면 됩니다.

동맥경화증은 그 기전상 혈관들이 2~3개로 갈라지는 분지 부위에 잘 생기는 경향이 있습니다. 뇌혈관이 좁아져 있는지, 좁아져 있으면 얼마나 좁아져 있는지 등은 혈관촬영술을 통해 확인할 수 있습니다.

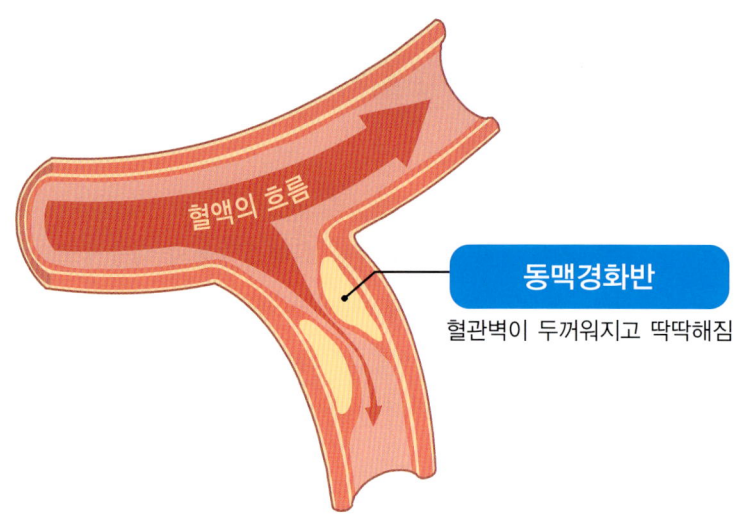

*혈전

혈전이란 쉽게 풀이하면 '피떡'이라고 합니다. 원래 혈관 안에서는 혈전이 잘 생기지 않습니다. 그러나 동맥경화가 있는 혈관 내벽이 상하거나 심방 부정맥이 있을 때와 같은 병적인 상태에서는 혈관 안에서 혈소판과 섬유소 등 피를 굳게 하는 것과 관련된 성분들이 서로 엉겨 붙어서 끈적거리는 혈전이 만들어집니다. 이렇게 만들어진 혈전은 혈관 내 혈액의 흐름을 타고 돌아다니게 되고, 그러다가 혈전의 크기에 맞는 뇌혈관에 들어가 혈관을 막으면, 뇌경색이 발생하게 됩니다.

Tip

동맥경화란?

동맥경화란 죽상경화증이라고도 하며, 동맥 혈관벽의 내피 손상, 지방 축적, 평활근세포 증식 등의 과정을 통해 혈관 내경이 좁아지는 현상을 말합니다. 이로 인해 혈관은 탄력을 잃고, 동맥 내 혈전이 잘 생겨 뇌경색, 심근경색 등을 유발하게 됩니다.

말초동맥질환, 관상동맥질환은 무엇인가요?

동맥경화는 어디든지 생길 수 있습니다. 따라서 우리 몸의 말초동맥에도 발생할 수 있습니다. 팔이나 다리로 가는 혈관에 동맥경화가 생겨서 좁아지게 되면, 좁아진 혈관 때문에 산소와 영양분이 충분히 공급되지 못합니다. 그러면 손이나 발 부위에 색깔이 변하거나 통증이 발생하게 됩니다.
또한 심장을 둘러싸는 혈관들(관상동맥)에서도 동맥경화는 발생합니다. 심장근육의 운동에 의해서 심장은 움직이고, 심장근육에 필요한 산소와 영양분은 관상동맥이라는 혈관들을 통해서 공급됩니다. 말초동맥과 같이 동맥경화에 의해서 관상동맥이 좁아지면 산소, 영양분이 부족해진 심장에 통증이 유발됩니다. 이를 협심증이라 하며, 뇌혈관이 막힌 경우를 뇌경색이라 하는 것과 마찬가지로 관상동맥이 막히면 심근경색이라고 합니다. 심근경색이 생기면 다른 곳뿐만 아니라 뇌로도 산소 및 영양분을 줄 수 없으므로 의식을 잃거나 사망에 이를 수 있습니다.

05 뇌졸중의 증상에는 어떤 것들이 있나요?

　뇌졸중(腦卒中)이란 뇌가 갑자기 무엇에 얻어맞아서 나가떨어진 상태를 뜻하며, 그 말이 의미하듯 증상이 갑자기 나타난다는 특징이 있습니다. 따라서 증세가 오랜 기간에 걸쳐서 서서히 나타난다면, 뇌졸중이 아닐 가능성이 있습니다. 뇌졸중의 증상은 뇌허혈 혹은 뇌출혈이 일어난 뇌 부위의 기능이 손상됨으로써 나타나게 되므로, 손상된 뇌 부위의 고유 기능에 따라 다양하게 나타날 수 있습니다. 비교적 흔한 뇌졸중의 증상들은 다음과 같이 열거할 수 있습니다.

- 갑자기 한쪽 얼굴이나 팔다리가 힘이 없거나 저리고 감각이 없다.
- 갑자기 말할 때 발음이 어둔하다.
- 갑자기 말을 하려는데 말을 못하거나 무슨 말을 하는지 알아들을 수가 없다.
- 갑자기 주위가 뱅뱅 도는 것처럼 심하게 어지럽다.
- 갑자기 걷는데 술 취한 사람처럼 휘청거린다.
- 갑자기 한쪽이 흐리게 보이거나, 잘 안 보이거나, 이중으로 보인다.
- 갑자기 심한 두통이 있다.
- 갑자기 의식장애로 깨우기 힘들다.

첫 번째
알고 이해하기

　손상된 뇌 부위의 위치 및 크기에 따라서 위의 증상들은 단독으로 혹은 복합적으로 나타날 수 있습니다. 그러나 위의 증상들이 나타났다고 해서 모두 뇌졸중이라 할 수는 없습니다. 양쪽 팔이나 양쪽 다리만 저리거나 마비가 오는 경우는 뇌졸중이 아닐 가능성이 큽니다. 그 밖에 손발 저림, 만성 두통 등의 증상은 뇌졸중 증상과 혼돈되기 쉬우므로 전문의의 진찰이 필요합니다.

　위에 열거된 증상이 아니라도 나이가 많거나 뇌졸중의 위험요인을 가지고 있는 경우, 어떤 증상이라도 없던 증상이 갑자기 나타나면 반드시 뇌졸중을 의심하여 신경과에 내원해야겠습니다.

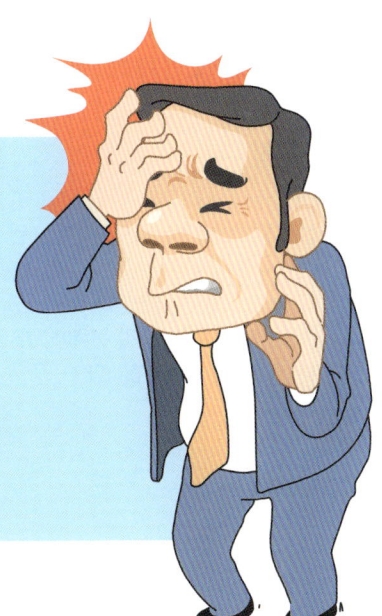

- 한쪽 얼굴, 팔다리 감각마비
- 둔한 발음
- 말을 못하거나 알아들을 수 없음
- 어지럼증
- 휘청거림
- 한쪽이 흐리거나 이중으로 보임
- 심한 두통
- 의식장애

06 뇌졸중은 전조 증상이 있나요?

팔, 다리의 운동마비와 감각마비, 심한 어지럼증과 극심한 두통, 갑자기 시야가 좁아진다거나 하는 뇌졸중의 증상은 모두 전조 증상이 될 수 있습니다. 특히 일과성 뇌허혈 발작*과 같이 뇌졸중 증상이 나타났다가 저절로 좋아지는 경우, 전조 증상이라고 할 수 있습니다.

모든 뇌졸중 환자가 뇌졸중이 오기 전에 일과성 뇌허혈 발작을 경험하지는 않습니다. 그렇지만 이런 증상을 경험하게 되면 큰 뇌졸중을 예방할 수 있는 기회가 있기에, 바로 뇌졸중이 발생하는 것보다는 다행이라고 볼 수 있습니다. 증상이 좋아졌다고 하더라도 바로 119에 전화하셔서 응급실로 오셔야 합니다.

*일과성 뇌허혈 발작

팔과 다리의 마비, 언어장애, 시야장애 등 뇌졸중의 증상은 통상 하루 이상 지속되는 것이 대부분이지만 몇 분 내지 몇 시간 후 저절로 좋아지는 경우도 있습니다. 이런 경우를 일과성 뇌허혈 발작이라 일컬으며, 뇌혈관이 일시적으로 막혀 증상이 생겼다가 다시 뚫리면서 증상이 소실되는 것입니다. 증상은 소실되지만, 이후 검사한 뇌영상 사진에서 뇌경색이 관찰되는 경우가 흔합니다. 또한 3달 이내에 10%의 일과성 뇌허혈 발작 환자에서 장애가 남는 뇌졸중이 생기고, 특히 5%의 환자는 2일 이내에 뇌졸중이 발생합니다. 그러므로 증상이 소실되었다고 해도 최대한 빨리 병원에 가서 진료를 받으셔야 합니다.

07 뇌졸중으로 잘못 알기 쉬운 증상은 어떤 것들이 있나요?

- 양쪽 팔이나 다리에 힘이 없다.
- 손과 발이 차고 저리다.
- 눈 밑이 떨린다.
- 손이 떨린다.
- 건망증이 심하다.
- 머리에 몽우리가 만져진다.
- 뒷목이 항상 뻐근하다.
- 늘 같은 양상의 두통이 있다.

최근 뇌졸중에 대해 많이 알려지면서 뇌졸중이 아닌가? 의심되어 병원에 오시는 분들이 많습니다. 하지만 뇌졸중이 아닌 경우들도 있는데 위의 경우들은 뇌졸중으로 오해하기 쉬운 대표적인 증상들입니다.

뇌졸중은 갑자기 발생하며 몸의 한쪽에서 나타나는 특징이 있습니다. 그러므로 오래 전부터 천천히 생겼다던가 양쪽 팔다리에 나타나는 증상들은 뇌졸중이 아닐 가능성이 높습니다.

08 뇌의 손상 위치에 따라 어떤 증상들이 나타나나요?

뇌는 위치에 따라 각각 하는 기능이 다르기 때문에, 손상 받은 위치에 따라 다른 증상이 나타나게 됩니다. 대표적으로 오른쪽 뇌와 왼쪽 뇌 그리고 숨골이 있는 뇌간 부위가 손상되었을 때 나타나는 증상에 대해 알아보겠습니다.

✚ 오른쪽 뇌(비우성뇌) 손상

왼쪽의 팔, 다리, 얼굴의 마비 증상과 감각 이상, 반쪽 시야장애가 나타나고 발음 곤란, 얼굴과 눈이 오른쪽으로 돌아가는 증상이 발생합니다. 또한 자신의 병을 알지 못하고 양쪽에 자극을 주어도 한쪽밖에 알지 못하는 무시증후군을 보일 수 있습니다.

✚ 왼쪽 뇌(우성뇌) 손상

오른쪽의 경우와 마찬가지로 오른쪽의 마비 증상과 감각 이상, 반쪽 시야장애, 발음 곤란, 얼굴과 눈이 왼쪽으로 돌아가는 증상이 발생합니다. 또한 언어중추의 손상으로 실어증이 나타나기도 합니다. 글을 못 읽고 못 쓰며 계산을 못하게 되고 좌측과 우측을 혼동하는 증상을 보일 수도 있습니다.

✚ 뇌간 손상

자세 유지와 보행이 어렵고 운동실조가 나타납니다. 병변이 크게 되면 혼수상태, 양쪽 팔다리의 마비, 삼킴 곤란, 눈동자를 잘 움직이지 못하는 증세가 나타납니다. 어지럼증, 감각장애와 쉰 소리, 딸꾹질도 나타날 수 있습니다.

하지만 뇌의 손상된 위치뿐 아니라, 뇌졸중의 심한 정도와 다른 혈관의 상태, 환자의 전신 상태 등에 따라 증상의 경중은 다르게 나타납니다. 그리고 보통 실어증과 같은 언어장애는 오른손잡이의 경우 왼쪽 뇌가 손상되었을 때 나타나지만, 왼손잡이의 경우는 오른쪽 뇌가 손상되었을 때 나타납니다. 오른손잡이는 왼쪽 뇌가 우성 뇌가 되고, 왼손잡이의 경우는 반대로 오른쪽 뇌가 우성 뇌가 됩니다.

09 두통 증상이 있습니다. 뇌졸중인가요?

많은 환자들이 "머리가 무겁고 맑지가 않아요.", "뒷목이 항상 뻐근해요.", "스트레스 받으면 머리가 아파요." 등의 증상을 뇌졸중 증상이 아닌지 문의합니다. 이런 두통은 뇌졸중과 관련이 없습니다. 두통이란 다양한 원인에 의해서 나타날 수 있는 증상입니다. 이 중에서 MRI와 같은 검사 등을 시행하여도 특별한 원인을 알 수 없는 경우를 '일차성 두통'이라고 하고 이런 경우 스트레스와 같은 심리적인 요인과 관계가 있는 경우가 많습니다.

대부분은 일차성 두통이지만, 간혹 다른 질환 때문에 두통이 생기는 경우가 있습니다. 이렇게 여러 가지 검사를 통하여 원인을 찾을 수 있는 경우를 '이차성 두통'이라고 합니다. 이러한 이차성 두통을 일으키는 원인으로는 뇌종양, 뇌졸중, 뇌막염과 같은 뇌·신경계 질환뿐만 아니라 녹내장, 중이염 등과 같은 안과 및 이비인후과 질환들도 포함됩니다. 하지만 두통으로 병원을 찾는 환자들 가운데 1.8% 정도만 이차성 두통으로 확인될 만큼 이차성 두통은 그 수가 많지 않으므로 두통이 있다고 해서 지나치게 걱정하거나 무조건 검사를 받을 필요는 없습니다.

이렇듯 대부분의 두통은 자세한 검사가 필요 없지만 다음과 같은 경우는 이차성 두통이 원인일 수 있으므로 신경과 전문의의 진료가 필요합니다.

- 한번도 경험하지 못한 매우 심한 두통
- 갑자기 새로 발생한 두통 또는 양상이 달라진 두통
- 점점 빈도가 증가하는 두통
- 50세 이상에서 처음으로 발생한 두통
- 기침, 자세 변화, 운동, 부부관계시 발생하는 두통
- 잠을 방해하거나 잠에서 깨도록 하는 두통
- 시야장애, 마비, 감각 이상 등 신경학적 변화와 동반된 두통
- 외상 후 발생한 두통
- 고열과 동반된 두통
- 성격, 행동변화, 의식변화와 동반된 두통
- 구역질이나 구토가 동반되는 두통
- 수일이나 수주에 걸쳐 점차 심해지는 두통

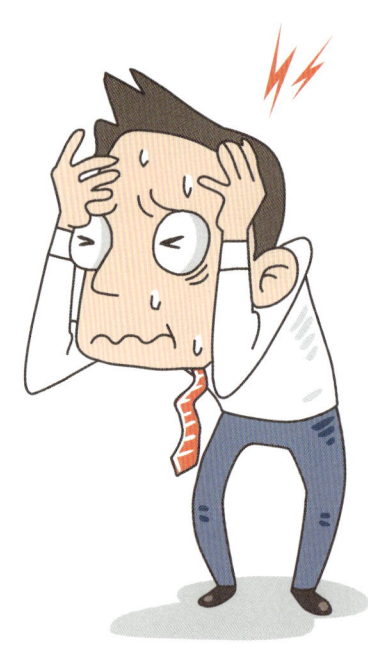

10 어지럼증이 있습니다. 뇌졸중인가요?

앞에서 말씀 드린 것과 같이 어지럼증은 뇌졸중의 한 증상일 수 있습니다. 그렇지만 뇌졸중이 아닌 다음과 같은 경우에도 어지럼증이 생깁니다.

- 저혈당이나 심한 빈혈, 알코올이나 안정제, 항경련제 등의 약들이 어지럼증을 유발할 수 있습니다.
- 기립성 저혈압이나 항고혈압 약제를 복용하는 경우 또는 자율신경계 이상을 보이는 다발신경병증의 경우에 불안정한 혈관 운동반사로 인하여 어지럼증의 원인이 될 수 있습니다. 이런 경우에는 누워있다가 갑자기 일어날 때 어지러운 특징이 있습니다.
- 양성 체위성 발작성 현훈: 머리를 움직일 때 수초간 어지럼증이 나타났다가 가만히 있으면 호전되는 경우입니다. 이것은 귀 안에 세반고리관에서 자그만 돌맹이 같은 것이 생겨 머리를 움직일 때 굴러다니면서 증상을 만들게 됩니다. 가장 흔한 어지럼증의 원인 중 하나입니다.
- 전정 신경염: 심한 구토와 함께 어지럼증이 나타나는 것으로 걷기 힘들 수 있으나 보통 수일 내에 호전됩니다. 원인은 명확하지 않으나 감기 후에 바이러스 감염에 의한 것으로 생각되고 있습니다. 증상 치료 후 시간이 걸릴 수는 있지만 대부분 호전을 보이게 됩니다.

여러 원인으로 어지럼증이 올 수 있습니다. 그렇지만 걷기 힘들 정도로 심하게 어지럽다던가, 걸으려고 하면 몸이 한쪽으로 쏠리고 넘어지려 한다던가, 고혈압, 당뇨병, 흡연과 같이 뇌졸중의 위험요인을 가지고 계신 경우에는 병원을 방문한 후 진찰을 받는 것이 중요합니다.

11 뇌졸중이 심장 때문이라고도 하는데, 뇌에 생기는 병과 심장이 무슨 상관이 있나요?

심장병이 있는 경우, 특히 심방세동이라는 부정맥이 있는 경우에는 혈액의 흐름이 원활하지 못하여 혈전이 쉽게 만들어지게 됩니다. 이렇게 만들어진 혈전에 의해 뇌졸중이 생기는 경우 심인성(심장 원인) 뇌졸중이라고 부릅니다.

심장에는 박동에 의해 혈액이 잘 흘러가도록 막아 주고 열어 주는 4개의 판막이 있습니다. 판막에 병이 있어서 기능을 잘 못하게 되어 인공판막 수술을 받았거나, 류마티스성 열에 의해 판막에 병이 있을 때 혈전이 잘 생깁니다. 심장 내막에 염증이 있거나, 심근경색을 앓은지 얼마 지나지 않은 경우에도 심장에서 혈전이 잘 만들어집니다.

류마티스성 판막증
류마티스 열을 앓은 환자에게 생기는 합병증의 하나로 염증 반응으로 인해 심장판막이 손상된 경우를 말합니다. 주로 승모판이 가장 흔하며, 염증 반응의 반흔으로 인해 판막이 좁아지거나 닫혀야 할 때 잘 닫히지 않아 심장 기능에 문제를 일으킵니다.

12. 나이도 젊고 고혈압, 당뇨병도 없고 심장도 건강한데 왜 뇌졸중이 오나요?

대부분 동맥경화성 변화에 따른 뇌경색이나 부정맥 등에 의한 심인성 뇌경색* 등은 나이와 관련이 있습니다. 물론 젊은 나이에도 이러한 병에 의해서 뇌경색이 발생할 수 있지만 다른 원인질환이 있을 가능성이 더 많습니다. 반드시 원인질환을 찾아야 합니다.

본인이 모르는 혈액질환이나, 심장질환, 모야모야병* 등이 있을 수 있습니다. 몇 가지 대표적인 질환으로 교원성 질환이라고 부르는 루프스*, 항인지질항체 증후군* 등을 들 수 있으며, 심장질환으로는 판막 관련 질환이나 심방중격난원공* 등이 관련되어 있을 수 있습니다. 과격한 운동이나 외상 등에 의해 혈관벽이 찢어지는 경우(동맥박리)에도 발생할 수 있습니다. 각 질환은 담당 선생님과 상의하셔야 하며, 젊은 나이일수록 관리를 잘해야 재발의 위험을 줄일 수 있습니다.

*심인성 뇌경색
뇌경색은 뇌혈관이 막혀서 발생하는 질환입니다. 이 원인 중에서 심장이 원인이 되어 발생한 뇌경색을 심인성 뇌경색이라고 합니다. 흔한 원인으로 부정맥(특히 심방 세동), 급성 심근 경색, 판막 이상 등이 있습니다.

*모야모야병
아직 원인이 명확하지 않은 혈관병으로, 뇌 안쪽의 목동맥 끝 부분이 서서히 막혀 가는 병입니다. 주로 우리나라, 일본 등 동양 사람에게 더 많으며, 드물게는 유전되는 경향이 있습니다. 뇌경색이나 뇌출혈 등의 증상으로 병원에 와서 원인질환을 검사하다가 발견되는 경우가 많습니다.

*루프스
루프스는 원인 불명의 자가면역질환으로 피부 및 관절과 여러 장기에서 다양한 증상을 보이면서 악화와 호전을 반복하여 만성적인 경과를 보이는 병입니다. 드물게 뇌경색의 원인이 되기도 합니다.

*항인지질항체 증후군
항인지질항체 증후군이란 혈액 내 항인지질항체를 가지면서 동맥 혹은 정맥에 반복적인 혈전증이 생기거나 혈소판 감소, 유산, 뇌경색 등을 유발하는 자가면역 질환의 일종입니다.

*심방중격난원공
출생 전 모든 태아에는 양쪽 심방 사이에 있는 벽에 난원공이라는 작은 구멍 하나가 정상적으로 뚫려 있습니다. 일반적으로 난원공은 출생 후 바로 자연히 막히는 것이 정상인데 이것이 성인이 되어서도 남아 있는 경우를 심방중격난원공이라고 합니다. 보통 심방중격난원공이 있더라도 아무 증상도 생기지 않고 생활에 지장이 없으나 간혹 뇌경색의 원인이 되기도 합니다.

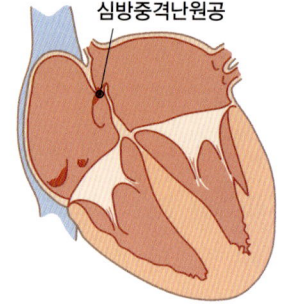

13 직장 동료가 과로로 쓰러졌는데 뇌졸중이라고 합니다. 과로가 뇌졸중과 어떤 관련이 있나요?

스트레스나 과로가 뇌졸중과 심장병의 발병 위험을 높인다고 알려져 있기는 하지만, 어떠한 영향에 의해 발병하는지는 확실하지 않습니다. 갑작스러운 정신적 충격이 급격한 혈압 상승을 일으켜 뇌출혈이 발생할 수는 있습니다. 하지만 직장 동료 분은 뇌졸중 발생 이전부터 가지고 있던 위험요인이 있었을 가능성이 있습니다. 위험요인에 대한 자세한 내용은 두 번째 장(46페이지)에서 볼 수 있습니다.

14. 배우자가 잘 때 심하게 코를 골고 가끔 숨을 안 쉬는 것 같아요. 뇌졸중과 관련이 있을까요?

수면무호흡증이 의심됩니다. 수면무호흡증이란 수면 중 상기도가 반복적으로 막혀서 생기는 병입니다. 한 보고에 의하면 수면무호흡증이 있는 경우 뇌졸중 발병이 약 1.9배 높다고 합니다. 아직 왜 그런지 명확한 이유는 알 수 없지만, 뇌혈류에 변화를 일으켜서가 아닐까 생각하고 있습니다. 배우자가 심하게 코를 골고 주기적으로 숨을 쉬지 않는다면 전문의와 상담을 권합니다.

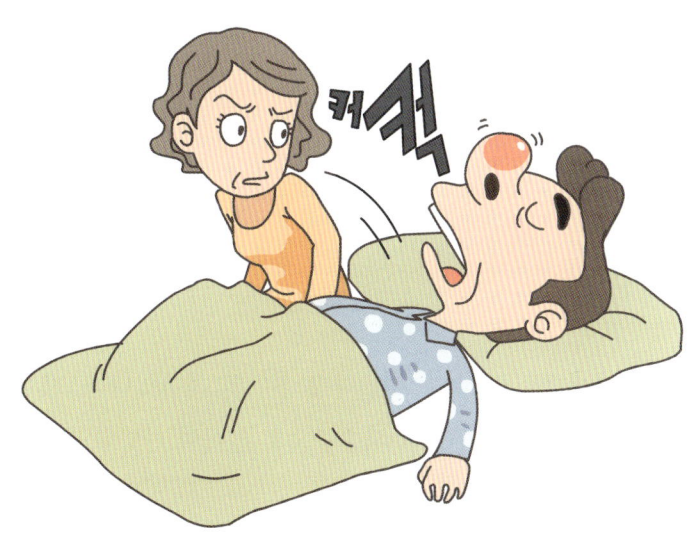

15 뇌졸중은 얼마나 자주 생기는 병인가요?

우리나라에서는 전체 인구 10만 명당 매년 164명이 새로 뇌졸중에 걸립니다.

나이가 증가함에 따라서 뇌졸중의 발병률은 증가합니다. 65세 이상의 인구에서는 1~2%(10만 명당 1,000~2,000명)에 이릅니다. 이는 미국 등의 서구에 비해서 2배 정도로 높습니다. 19세 이상 전체 성인에서 평생 뇌졸중이 한 번이라도 걸리게 될 확률을 보면 1.6% 정도 됩니다.

1995년 이후 뇌출혈은 지속적으로 감소하고 있으나, 뇌경색은 꾸준히 증가하고 있습니다. 최근 자료에 의하면 뇌경색이 70%, 뇌출혈이 30%를 차지했습니다. 미국은 전체 뇌졸중의 87%가 뇌경색이며, 우리나라도 뇌경색의 비율이 계속 올라갈 것으로 보여집니다. 전체 뇌졸중 발병 건수는 여성이 높지만 이는 여성이 남성에 비해 노령의 인구가 많은 인구구조의 차이에 의한 것일 뿐, 같은 연령대에서의 발병률은 남성이 여성보다 높습니다.

16 뇌졸중은 얼마나 위험한 병인가요?

뇌졸중은 전세계적으로 가장 중요한 사망 원인의 하나입니다. 세계보건기구의 통계에 의하면 2005년 5백 80만 명이 뇌졸중으로 인하여 사망하였다고 합니다. 2007

년 사망통계에 의하면 우리나라 사람들이 가장 많이 사망하는 원인은 암으로, 인구 10만 명당 약 130명이 암 때문에 사망합니다. 뇌졸중은 인구 10만 명당 약 60명이 사망하여, 암에 이어 두 번째로 높은 사망률을 나타냅니다. 그러나 암의 사망률은 폐암, 간암, 위암 등 모든 암을 합한 경우이므로, 단일 질병으로는 뇌졸중이 대한민국 제1의 사망원인이라고 할 수 있습니다.

전 세계적으로 뇌혈관질환으로 인한 사망률은 지난 10년간 계속 감소하고 있지만 우리나라는 OECD 회원 국가 중 뇌혈관질환 사망률이 아직 높은 편에 속합니다.

하나 더 알아두기 – 뇌의 구조

17 뇌는 어떻게 생겼나요?

뇌는 정상 성인의 경우 무게가 1.3kg 정도에 불과하나 우리 몸에서 가장 중요한 장기 중 하나입니다. 뇌는 말랑말랑하기 때문에 외부 충격에 의해 쉽게 손상을 받을 수 있지만 두개골에 의해서 외부 자극으로부터 보호를 받고 있습니다. 또한 뇌에는 뇌척수액이라는 맑은 액체가 매일 500mL 정도 생성이 되어 뇌 주변을 흘러 다니게 되는데, 그로 인해 뇌는 뇌척수액에 의해 둥둥 떠있는 형태를 이루게 됩니다. 이러한 뇌척수액으로 인해 외부 충격에도 뇌가 덜 다치게 됩니다.

뇌는 그 위치에 따라서 대뇌, 소뇌, 그리고 이 두 구조 사이에 있는 뇌간이라는 구조로 크게 나눌 수 있고, 각각의 구조들이 담당하는 기능은 다르며 세분화되어 있습니다. 흔히 뇌 그림을 볼 때 껍데기를 벗긴 호두 알맹이처럼 생긴 그림은 대뇌입니다.

대뇌는 좌뇌와 우뇌로 구성되어 있습니다. 이 두 개의 뇌는 뇌들보라는 연결구조를 통해 서로 이어져 있어 긴밀한 상호협력 체계를 이루고 있습니다. 뇌에는 많은 주름들이 잡혀 있습니다. 얕은 주름 혹은 깊은 주름들이 혼란스럽게 산재해 있는 것처럼 보이나, 비교적 일정한 패턴을 가지고 있습니다. 소뇌는 대뇌 밑에 위치하고 있는 작은 뇌로 역시 좌우로 나뉘어져 있습니다.

대뇌와 소뇌를 연결해주는 부위에는 뇌간이라는 구조가 있고, 위에서부터 중간뇌, 다리뇌, 숨뇌라고 불리는 구조들이 차례로 위치하고 있습니다. 이렇게 뇌를 구분하는 이유는 각각의 위치에 따라서 구조와 기능이 다르며 각 부위에 혈액을 공급하는 혈관도 다르기 때문입니다.

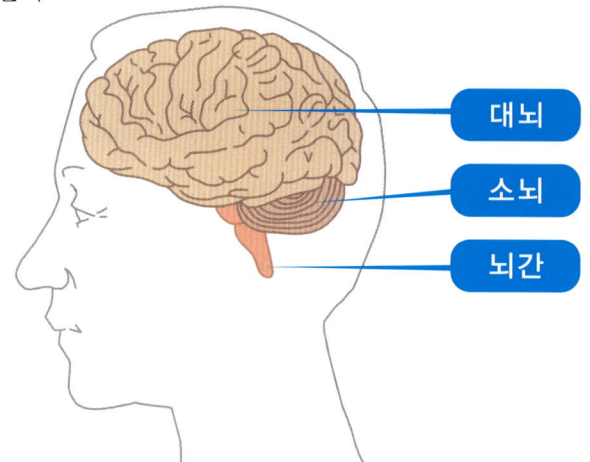

18 뇌는 어떤 역할을 하나요?

　뇌는 우리가 보고, 듣고, 움직이고, 느끼며, 생각하는 것과 관계된 거의 모든 기능을 관장하고 있습니다. 우리가 매일 걸어 다니고 움직이고 사람들을 만나서 이야기하고, 즐거우면 웃고, 기분이 나쁘면 화를 내고, 책을 읽고 공부하는 일 등 일상생활에서 벌어지는 모든 일이 뇌가 없으면 할 수 없는 일입니다. 앞서 말한 뇌의 여러 부위는 서로 유기적으로 복잡하게 연결되어 있어 우리가 다양한 여러 가지 일을 할 수 있게 해줍니다. 그러면 뇌의 구조나 부위에 따라서 어떤 역할들을 각각 담당하고 있는지 살펴보기로 합시다.

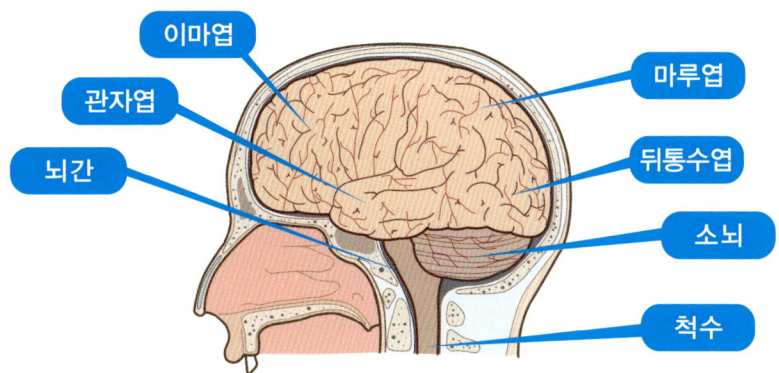

✚ 대뇌

　대뇌에는 겉면을 싸고 있는 대뇌피질과 그 안쪽의 대뇌백질로 구분이 됩니다. 대뇌피질은 그 두께가 4mm에 불과하지만 뉴론이라는 신경체세포들이 약 140억 개나 모여 있는 부위로, 인간의 거의 모든 기능을 주관하고 있습니다. 특히 언어, 계산, 사고, 판단 등의 고차원적인 사고능력을 담당하고 있습니다.

　이런 고차원적인 기능은 왼쪽과 오른쪽 뇌가 담당하고 있는 것이 서로 다릅니다. 왼쪽 뇌는 언어, 계산, 논리적, 이성적 기능을 담당하고 있고, 오른쪽 뇌는 비언어적, 직관적, 시공간적 판단 능력을 담당하고 있습니다. 예를 들어서 왼쪽 뇌에 이상이 생길 경우 언어장애 즉, 실어증이 생길 수 있는 반면에 오른쪽 뇌에 이상이 생겼을 경우에는 병식무인지증(자신의 병이 무엇인지 모르는 경우)이 생길 수 있습니다.

　또한 대뇌는 이마엽, 마루엽, 관자엽, 뒤통수엽이라는 부위로 나눌 수 있습니다. 이마엽은 뇌의 반대쪽 얼굴, 팔, 다리의 움직임을 담당하는 운동신경들이 모여 있는 부위도 있지만, 인격, 판단, 사회적 행동과 같은 인지기능에도 관여하고 있습니다. 이마엽에 병이 생겼을 경우에, 성격이 난폭해지거나 혹은 환자가 전혀 움직이지 않으려 하는 증상 등이 발생할 수 있습니다. 마루엽은 신체의 감각을 총괄하는 부위로 자극에 대한 통증, 진동감각, 그리고 차갑고 뜨거운 것을 느낄 수 있게 해줍니다. 그리고 관자엽은 특히 기억력과 관련되어 있으며, 뒤통수엽은 시각을 담당합니다. 눈이 카메라의 렌즈라면, 뒤통수엽은 필름에 해당한다고 생각하면 됩니다. 따라서 이 부위에 병이 생기면 눈에는 이상이 없어도 시야장애가 발생하게 되어, 물체나 사람을 정확히 볼 수 없게 됩니다.

　대뇌피질에서의 명령이 팔다리 같은 곳으로 전해지거나 팔다리에서의 감각이 대뇌로 전해져 느끼려면 대뇌피질과 말초신경 사이가 연결되어 있어야 합니다. 실제로 대뇌피질의 신경세포로부터 말단 부위까지는 신경가닥이 연결되어 있습니다. 신경세포는 발전소, 신경가닥은 전기줄이라고 이해하시면 됩니다. 실제 사람에서도 신경가닥을 통해 전기신호가 움직여서 정보를 전달하게 됩니다.

대뇌백질은 축삭이라고 불리는 신경가닥이 뭉쳐서 지나가는 부위입니다. 따라서 백질 부위에 뇌졸중이 오게 되면 마비나 감각 이상들의 증상이 주로 발생하게 됩니다. 대뇌에서 시작한 전기적인 신호들은 대뇌백질을 통해 아래로 내려가다가 숨뇌라는 부위에서 반대편으로 위치가 바뀌어서 내려가기 때문에 뇌에 병이 발생하였을 경우에 대부분 반대편의 얼굴이나 팔과 다리에서 운동 또는 감각기능의 이상이 발생하게 됩니다. 대뇌피질에는 병이 없고 대뇌백질에만 병이 있더라도 운동, 감각 신경들이 전달되는 경로에 이상이 생기면 그에 해당하는 증상들이 나타나게 되는 것입니다.

✚ 소뇌

소뇌는 대뇌 아래에 위치하고 있는 자그마한 뇌입니다. 소뇌는 우리가 몸의 균형을 잡을 수 있도록 해주고, 세밀하게 잘 움직일 수 있도록 도와주는 기능을 합니다.

소뇌에는 운동신경들이 지나가지 않기 때문에 소뇌에 병이 발생하여도 마비증상은 발생하지 않습니다. 대신 소뇌는 대뇌 또는 척수의 여러 신경들과 유기적으로 연결이 되어 있어서 운동능력이나 균형감각을 유지하는 데 있어서 중요한 역할을 하고 있습니다. 그래서 소뇌에 이상이 생기면, 발음이 어둔해진다던가, 팔다리를 움직일 때 조절이 잘 안 되어, 떨리거나 동작이 어설퍼지는 증상 등이 나타납니다. 그리고 심하게 어지럽고 걸을 때 중심을 못 잡아 술 취한 사람처럼 휘청거리는 증상이 나타나기도 합니다.

✚ 뇌간

대뇌 아래, 그리고 소뇌 앞에는 뇌간이라는 구조가 있습니다. 뇌간은 대뇌에서 시작된 운동신경다발들이 모아져서 내려가거나, 말초에서부터 올라오는 감각신경다발들이 모아져서 위로 올라가는 부위입니다.

뇌간은 의식을 담당하고, 숨을 쉰다던가, 심장을 뛰게 하고, 위와 장을 움직이게 하는 것과 같은 인간의 생존을 위해 필수적인 기능을 담당하고 있기도 합니다. 그래서 뇌간에 병이 발생할 경우, 의식장애, 호흡마비, 심정지 등의 위험한 상황을 초래할 수 있습니다. 예를 들어서 뇌간으로 가는 혈관이 막히게 되면 갑작스럽게 혼수상태가 발생하여 위험한 상황에 빠지게 될 수도 있습니다.

19 뇌혈관은 어떻게 생겼나요?

뇌혈관은 마치 나무의 굵은 가지가 끝으로 갈수록 점차 가느다란 가지로 나뉘어지는 것처럼, 굵은 혈관이 말초로 갈수록 점차 직경이 작은 혈관들로 가지를 치고 있습니다. 하지만 위치에 따라서 굵은 혈관에서도 모세혈관처럼 가느다란 작은 혈관들이 나오기도 합니다.

머리 바깥쪽에서 뇌 안쪽으로 들어가는 굵은 혈관은 앞뒤에 각각 2개씩 총 4개가 있습니다. 목 앞쪽으로 좌우에 한 쌍의 온목동맥이 위치하고 있으며, 목 뒤쪽에 좌우에 하나씩 척추동맥이 위치하고 있습니다.

첫 번째
알고 이해하기

사람이 쓰러지면 목동맥이 뛰고 있는지 손으로 만져보는데, 이것은 온목동맥에서 심장박동이 느껴지는지를 체크하는 것입니다. 온목동맥은 턱의 아래쪽 부위에서 머리 바깥쪽의 혈액을 공급하는 바깥목동맥과 뇌에 혈액을 공급하는 속목동맥으로 나뉘어집니다. 속목동맥은 이후 좌우 대뇌 각각에서 전체 70% 가량의 혈액을 공급해주게 됩니다.

좌우 한 쌍의 척추동맥은 뇌 안에 들어가서 뇌바닥동맥으로 합쳐져 하나의 혈관으로 뇌간 부위 및 뒷머리엽 부위에 혈액을 공급하게 됩니다.

뇌혈관은 혈관들이 서로 연결되어, 어느 혈관이 문제가 있더라도 다른 혈관을 통해 혈액공급이 이루어질 수 있도록 구성되어 있으며 이를 측부순환이라고 합니다. 대표적인 것이 윌리스 고리(circle of Willis)라는 구조인데 뇌바닥의 여러 혈관들이 원 모양으로 서로 연결이 되어 있습니다. 흔하지는 않지만 뇌혈관이 막혔는데 증상이 경하거나 없는 환자가 있는데, 이러한 경우는 측부순환을 통해 혈액공급이 이루어져 지장이 없기 때문입니다.

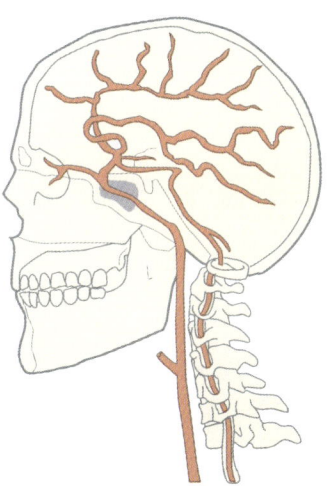

전문가들이 답한다!!

뇌졸중 똑똑하게
극복하는
200 가지 방법

두 번째
; 위험요인 관리하기

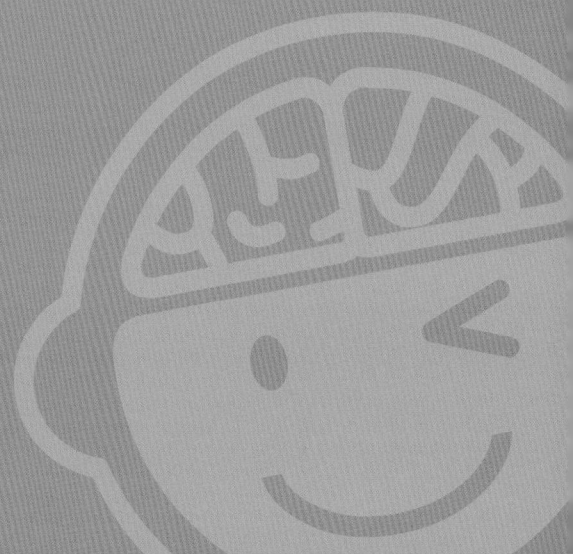

01 어떤 사람들이 뇌졸중에 잘 걸리나요?

뇌졸중은 예방할 수 없는 병이라고 생각하는 경우가 많습니다. 나이, 성별 등 본인의 노력으로 조절되지 않는 위험인자도 있지만, 조절할 수 있는 위험인자가 훨씬 많고 중요합니다. 대표적인 위험인자로는 고혈압, 당뇨병, 심장병, 고지혈증, 흡연, 음주, 비만 등이 있습니다. 이런 위험인자는 적절한 관리나 치료 등 본인의 노력에 의해 조절이 가능합니다.

나이의 경우 연령이 증가할수록 발생 위험이 높습니다. 뇌졸중의 위험도는 55세부터 매 10세가 증가할 때마다 2배씩 증가합니다. 또한 가족 중에 뇌졸중 환자가 있는 경우에는 발병 위험이 증가하지만, 꼭 유전되는 병은 아닙니다. 성별은 전체적으로 남성에서 더 흔하게 발생합니다.

뇌졸중의 위험요인	
본인의 노력으로 조절이 불가능한 위험요인	나이 성별
본인의 노력으로 조절이 가능한 위험요인	고혈압 흡연 당뇨병 음주 심장병 비만 고지혈증

고혈압

02 혈압이 높으면 뇌졸중이 잘 생기나요?

고혈압은 뇌졸중 발생에 있어 가장 중요한 위험요인입니다. 이는 뇌경색 및 뇌출혈에 있어서 모두 중요한 위험요인입니다. 혈압이 지속적으로 높으면 뇌혈관의 동맥경화가 잘 발생합니다. 점점 혈관이 좁아져 혈관이 막히면 뇌경색이 일어나며, 혈관이 탄력을 잃고 터지면 뇌출혈이 일어나게 됩니다.

특히 뇌경색의 경우, 고혈압이 없는 환자보다 고혈압이 있는 환자에서 많게는 4배까지 뇌경색 발생률이 높아집니다. 따라서 고혈압이 있는 경우 적절한 치료를 받아야 합니다. 혈압이 잘 조절되면, 뇌경색의 위험률은 42~44%까지 줄일 수 있습니다.

03 혈압은 어느 정도로 조절되는 것이 좋나요?

고혈압은 전체 인구의 20~30%에서 발생하며 뇌졸중(뇌경색 및 뇌출혈), 심근경색, 협심증, 신부전을 일으키는 중요한 요인입니다.

혈압을 쟀을 때 두 가지 수치가 나옵니다. 하나는 높은 수치로 수축기 혈압이라 하며, 심장이 수축할 때의 혈관 압력입니다. 나머지 낮은 수치는 이완기 혈압이라 하며, 심장이 이완할 때의 혈관 압력입니다.

고혈압이라고 하면, 안정 상태에서 혈압을 쟀을 때 수축기 혈압이 140mmHg 이상이거나 이완기 혈압이 90mmHg 이상인 경우를 말합니다. 정상 혈압은 수축기 혈압이 120mmHg, 이완기 혈압이 80mmHg 이하인 경우입니다. 또한 수축기 혈압이 130~140mmHg이거나 이완기 혈압이 80~90mmHg일 때를 정상 혈압과 고혈압 사이인 고혈압 전단계라고 정의하는데, 이 또한 뇌졸중의 위험요인이 될 수 있습니다.

과거에는 고혈압 기준인 140/90mmHg 이하로 떨어뜨리는 것이 목표였으나, 최근 연구에서는 혈압을 정상 혈압인 120/80mmHg으로 낮추는 것이 뇌졸중 예방에 더욱 도움이 된다고 합니다. 하지만 치료 목표는 환자에 따라서 달라질 수 있습니다. 특히 당뇨병 환자들은 더욱 더 철저한 혈압 조절이 필요합니다(당뇨병, 신장질환이 있는 경우 목표 혈압은 130/80mmHg 이하입니다).

04 혈압은 어떻게 재어야 하나요?

혈압은 계속 변합니다. 측정시간, 자세, 장소, 정신적인 긴장상태, 활동, 흡연이나 음주상태에 따라 변하며, 특히 수축기 혈압의 변동이 심합니다. 따라서 편안한 상태에서 혈압을 2분 간격으로 2번 이상 측정하여 평균을 내고 2~3일 간격으로 다시 측정하는 것이 정확합니다.

일반적으로 혈압은 팔에서 측정합니다. 최근에는 손목이나 손가락 부위에서도 측정할 수 있는 디지털 혈압계가 있지만, 정확성은 팔에서 측정하는 것에 비해 떨어집니다.

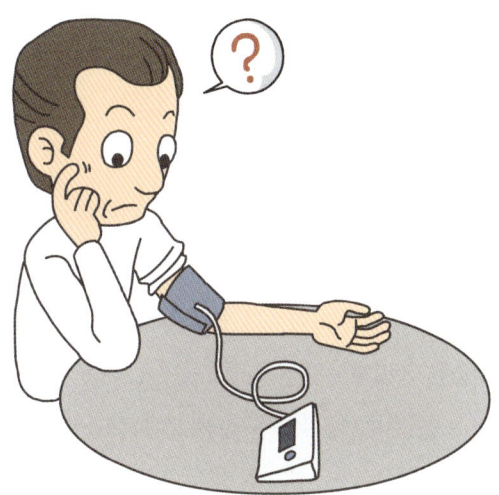

Tip

언제 혈압을 잴 것인가?

집에서 혈압을 자주 재어 보는 것이 좋습니다. 혈압을 재는 시간대는 딱히 정해져 있지 않지만, 아침 식전과 저녁 식전에 측정하면 됩니다. 자동 혈압계도 비교적 정확한 혈압 수치를 보이므로 믿어도 되며, 일반적으로 수동형 혈압계보다 5mmHg 정도 혈압이 낮게 측정됩니다. 고혈압이 있는 분들은 자동 혈압계를 구입해서 혈압을 수첩이나, 종이에 적어서 외래 주치의를 보여주면, 혈압 조절에 큰 도움이 됩니다.

① 반드시 안정된 상태에서 혈압을 잽니다.
② 병원에서 잴 때에는 5분 정도 가만히 앉아 쉬었다가 혈압을 잽니다.
③ 운동 후에는 적어도 한 두 시간이 지난 다음에 혈압을 잽니다.
④ 담배를 피우거나 커피를 마셨으면 30분이 지나서 혈압을 잽니다.
⑤ 술을 마셨을 때에는 정확한 혈압이 나오지 않습니다(대부분 다소 올라가지만 떨어지기도 합니다).

05 고혈압은 꼭 치료해야 하나요?
그럼 어떻게 치료해야 하나요?

고혈압을 치료하지 않고 방치한다면 뇌졸중뿐만 아니라 심장질환, 콩팥 손상, 시력장애 등 여러 가지 합병증이 생길 수 있으므로 꼭 치료하셔야 합니다. 그렇지만 고혈압 자체는 대부분 증상이 없습니다. 그래서 뇌졸중 등 고혈압으로 인한 합병증이 발생한 뒤에야 아는 경우가 많습니다.

혈압은 식습관이나 운동 등의 생활습관의 개선으로도 어느 정도 낮출 수 있습니다. 그렇지만 약을 드셔야 하는 경우가 대부분입니다. 현재 고혈압약으로 많은 약물들이 나와 있으니, 고혈압이 의심이 되면 꼭 병원을 방문해서 전문가에게 정확한 검진과 치료를 받으세요. 치료를 받기 시작하면 집에서 혈압을 측정, 기록해서 진료를 볼 때 적어 놓았던 혈압수치를 전문의에게 보여주면 적절한 혈압조절에 많은 도움이 됩니다.

06 현재 고혈압약을 먹고 있으나 조절이 잘 안 돼요.
약 말고 다른 방법은 없을까요?

다양한 종류의 혈압약이 있습니다. 최근에는 단순히 혈압만 떨어뜨리는 것이 아니라 콩팥 보호 효과나 심장마비, 뇌졸중 예방에 좋은 부수적인 효과가 있는 약물들도 있습니다. 전문가와 상의해서 적절한 약을 선택하는 것이 좋습니다.

또한 약물 치료에만 의존하지 말고 생활습관도 꼭 개선해야 합니다. 일반적으로 비만인 경우에는 몸무게를 10kg씩 줄일 때마다 수축기 혈압이 5~10mmHg 정도 감소한다고 합니다. 또한 싱겁게 식사하여 소금섭취를 줄이거나 하루 30분 이상의 유산소 운동을 하고, 술을 하루에 2잔 이상 마시지 말고, 과일과 채소의 섭취량을 늘리고 저지방 식이를 한다면 수축기 혈압을 2~14mmHg 정도 줄일 수 있습니다.

07 혈압이 정상수치가 되면 약을 안 먹어도 되나요?

적절한 생활습관의 개선만으로 혈압이 정상이 되었다면, 시도를 해볼 수 있습니다. 그러나 혈압이 현재 정상으로 되었더라도 다시 높아질 수 있으므로, 꼭 전문의와 상의해서 결정해야 하며, 이후에도 정기적으로 혈압 측정을 하도록 합니다.

08 가끔 뒷골이 당기는데 고혈압 증상인가요?

아닙니다.
일반적으로 뒷머리가 당기거나 무거운 증상을 고혈압의 증상으로 잘못 알고 계신 경우가 많습니다. 혈압이 갑자기 상승한다면 갑작스런 두통이나 어지럼증 등의 증상이 나타날 수 있지만, 고혈압은 증상이 없는 경우가 대부분입니다.

09 가족 중에 고혈압이 있는 분이 있습니다. 고혈압은 유전이 되나요?

꼭 그렇지는 않습니다.

물론 유전성인 경우도 있지만 그런 경우는 소수에 지나지 않습니다. 대부분 원인을 잘 모르는 경우가 많은데, 아마도 식사나 운동과 같은 생활습관 등이 연관 있을 것으로 생각됩니다.

원인이 있는 경우는 호르몬 혹은 신장 혈관의 이상으로 고혈압이 발생하는 경우이며, 이는 대부분 나이가 젊은 사람에게서 발견됩니다. 이런 경우는 유전적인 경우도 있으므로 젊은 사람이라도 고혈압이 있거나 가족력이 있으면 병원에서 확인해 보시기 바랍니다.

10 현재 혈압이 정상인데 앞으로도 괜찮을까요?

지금 혈압이 정상이라고 해서 앞으로도 정상이라고 할 수는 없습니다. 50대에서는 5명에 1명이 고혈압이 있다고 하며, 나이가 늘어날수록 연령대별로 약 10명에 1명 정도씩 고혈압 환자 수가 늘어납니다. 따라서 지금 고혈압이 없다고 하더라도 매년 정기적으로 고혈압 여부를 검사하는 것이 좋습니다. 현재 괜찮다 하더라도, 정기적인 운동과 싱겁게 먹는 습관 등 생활습관의 개선을 항상 염두에 두기 바랍니다.

🔵 당뇨병

11 당뇨병이 있으면 뇌졸중이 잘 오나요?

당뇨병은 뇌졸중 위험도를 1.8~2.5배까지 높입니다. 당뇨병은 동맥경화를 유발하며 고혈압, 이상지질혈증을 잘 동반합니다. 특히 당뇨병이 있는 성인 중 절반은 고혈압도 있으며, 이러한 경우 뇌졸중뿐만 아니라 신장병 등 여러 합병증이 잘 생기므로 반드시 고혈압 동반 여부를 확인하고 치료를 해야 합니다.

당뇨는 말 그대로 소변에서 당이 나온다고 해서 붙여진 이름입니다. 식후 2시간 후 혈당이 200mg/dL 이상이거나 최소 8시간 동안 식사를 하지 않은 상태에서 측정한 혈당(식전 혈당)이 126mg/dL 이상인 경우를 당뇨병이라고 합니다. 체내의 인슐린이라는 호르몬에 의해 혈당이 조절되는데, 이 호르몬이 부족하거나 비만 등에 의해서 인슐린의 기능(저항성)이 떨어지면 혈액 내의 당이 높아져 생기는 병입니다. 최근에는 식생활이 서구화되면서 비만 환자들이 증가하여, 비만성 성인 당뇨병이 증가하고 있습니다.
갈증이 많이 나고 물을 많이 마시며 소변량이 많아지는 다음(多飮), 다갈(多渴), 다뇨(多尿)가 주증상이며, 체중이 감소할 수 있습니다. 물론 증상이 없는 경우도 많습니다.

12 가족 중에 당뇨병이 있는 분이 있습니다. 당뇨병은 유전되나요?

꼭 그렇지는 않지만 가족력이 있는 분들에서 당뇨병이 오는 경우가 많습니다. 유전적인 것 뿐만 아니라 식습관 등 생활습관에 의해 비만 등이 생기면 발병률이 높습니다. 따라서 가족력이 있거나, 비만인 경우에는 정기 검진을 권유합니다.

13 당뇨병이 있는데요, 주의할 점에는 어떤 것들이 있나요?

당뇨병은 뇌졸중뿐 아니라 망막증*, 말초신경병*, 신장병 등 여러 합병증이 잘 생길 수 있는 질환입니다. 그러므로 뇌졸중뿐만 아니라 이러한 여러 합병증을 막기 위해서는 식전 혈당을 110mg/dL 미만으로 조절해야 합니다. 혈당을 조절하는 방법으로는 약물요법, 식이요법, 운동요법이 있습니다. 약물은 경구혈당강하제*와 인슐린 투여 방법이 있는데, 전문의와 상의해서 치료 계획을 세우십시오. 그 외에 식이요법과 운동요법도 중요합니다.

*망막증
망막은 안구 뒤의 내막으로 빛을 감지하는 기관입니다. 작은 혈관들을 통해 산소를 공급받는데, 이 작은 혈관들이 손상되어 생기는 질병을 망막증이라고 합니다. 혈관이 부풀어 오르거나 또는 막혀서 망막증이 발생하게 됩니다.

*말초신경병
말초신경은 중추신경계(뇌나 척수)에서 결정된 명령을 근육에 전달하거나, 피부에서 느껴지는 통증, 뜨거움, 차가움 등의 감각 정보를 중추신경계로 전달하는 역할을 하게 됩니다. 이 신경이 여러 원인에 의해서 손상이 생기게 된 것을 말초신경병이라고 합니다.

*경구혈당강하제
쉽게 말하면 먹는 당뇨병 약을 말합니다. 먹는 인슐린은 아니며 직접 인슐린처럼 작용하지도 않습니다. 인슐린의 분비를 촉진하거나, 작용을 강화하거나, 이용률을 높이는 등 약의 기전에 따라 다양한 종류가 있습니다.

14 현재 당뇨병이 아니면 앞으로도 괜찮겠지요?

그렇지 않습니다.

당뇨병은 증상이 없는 경우도 많기 때문에 45세 이상이면서 신체질량지수*가 25kg/㎡ 이상인 과체중이라면 매년 검진을 받는 것이 좋습니다. 나이가 젊더라도 역시 과체중이면서 고혈압, 고지혈증, 혈관질환 등이 있는 분들도 꼭 검진을 받아 보길 권합니다.

*신체질량지수
몸무게(kg)를 키(m)의 제곱으로 나눈 값 [BMI=몸무게(kg)/키(m)×키(m)]으로, 그 값이 25kg/㎡ 이상인 경우 과체중, 30kg/㎡ 이상인 경우를 비만이라고 합니다.

심장병

15 심장병이 있으면 뇌졸중이 잘 오나요?

뇌졸중의 약 20% 정도는 심장병에 의하여 유발됩니다. 심장에 이상이 있으면 경우에 따라 심장 안으로 들어온 피가 제대로 심장 밖으로 나가지 못하고 심장 안에 고이게 되어 혈전이 생기는데, 이 혈전이 떨어져 나가 뇌혈관을 막을 수 있습니다(이를 심인성 뇌경색이라고 합니다). 심장이 불규칙적으로 뛰는 심방세동, 심장 혈관이 막혀서 생긴 심근경색, 심장판막질환, 인공심장판막이식술 후, 심장이 약하게 뛰는 심부전, 선천성 기형 등이 뇌졸중을 유발할 수 있는 대표적인 원인들입니다. 이 중 가장 흔하면서 중요한 것이 심방세동입니다. 따라서 심장병이 있는 경우 전문의와 상의하여 적절한 검사와 치료가 필요합니다.

16 맥박이 불규칙합니다. 부정맥인가요?

지금 한 번 본인의 팔목에서 맥을 느껴보십시오. 규칙적으로 느껴지시나요? 때로는 규칙적이지 않고 불규칙적으로 느껴지는 경우가 있습니다. 이렇듯 심장박동이 불규칙하게 뛰는 경우를 부정맥이라고 합니다. 부정맥 중에 심방세동이라는 부정맥이 뇌졸중을 잘 유발하는 것으로 알려져 있지만 불규칙한 맥박이 모두 다 심방세동은 아닙니다. 정확한 진단을 위해서는 심전도검사가 필요하므로 맥박이 불규칙할 경우에는 가까운 병원에 가셔서 심전도검사를 받아보는 것이 중요합니다.

17 가끔 심장이 빠르게 뜁니다. 이상이 있는 건가요?

부정맥 중에는 일시적으로만 나타나는 경우가 있습니다. 이를 발작성 부정맥이라 하는데, 진단을 위해서는 24시간 심전도검사가 필요합니다. 이러한 증상을 가진 분들은 전문의와 상의하십시오. 발작성 심방세동일 경우에도 지속성 심방세동과 똑같이 치료해야 합니다. 다른 부정맥의 경우도 그에 따른 적절한 치료가 필요합니다. 그 외 심혈관질환이나 심부전 등도 뇌졸중의 위험요인입니다. 이 경우도 적절한 치료가 뇌졸중 예방을 위해서 중요합니다.

18 심장이 건강한데 앞으로도 괜찮겠지요?

그렇지 않습니다.
심방세동은 나이가 들면서 새로 발생할 수 있으며, 또한 잠깐 동안만 일시적으로 나타나는 경우가 있기 때문에 정기적인 검진이 필요합니다.

○ 고지혈증(이상지질혈증)

19 고지혈증이 있으면 뇌졸중이 잘 오나요?

혈청지질은 콜레스테롤과 중성지방, 저밀도 지단백(LDL) 그리고 비교적 좋은 역할을 하는 고밀도 지단백(HDL) 등으로 구성되어 있습니다. 콜레스테롤, 중성지방, 저밀도 지단백이 너무 높은 경우를 고지혈증이라 하며, 고밀도 지단백이 너무 낮은 경우도 포함하여 고지혈증(이상지질혈증)이라고도 합니다. 이런 고지혈증(이상지질혈증)이 있는 경우 뇌경색의 위험이 있습니다. 고지혈증으로 인한 뇌경색의 위험도는 정도와 비례하여 약 1.8~2.6배까지 보고되고 있습니다.

여러 고지혈증 치료제 중 콜레스테롤 수치를 떨어뜨리는 스타틴 계열의 약물이 있습니다. 이 약제는 콜레스테롤을 저하시킬뿐만 아니라 혈전을 안정화시키고, 신경을 보호하는 등 여러 작용으로 뇌졸중의 위험을 20~30% 정도 감소시키는 것으로 보고되고 있습니다. 뇌졸중뿐만 아니라 심근경색에도 예방효과가 있어, 요즘은 고지혈증이 없더라도 뇌졸중과 심근경색의 예방을 위해 사용하기도 합니다.

20 고지혈증인 사람은 어떤 음식을 먹어야 하나요?

고지혈증은 음식물 섭취와 밀접한 관련이 있습니다. 콜레스테롤 섭취를 줄여야 하는데, 일반적으로 콜레스테롤이 많이 함유된 달걀노른자, 오징어, 간, 마요네즈 등을 줄이고 고기는 기름기를 제거한 살코기 위주로 드시는 것을 권유합니다. 또한 튀김보다는 조림, 구이, 찜 등의 조리법으로 요리한 음식을 드시는 것이 좋습니다.

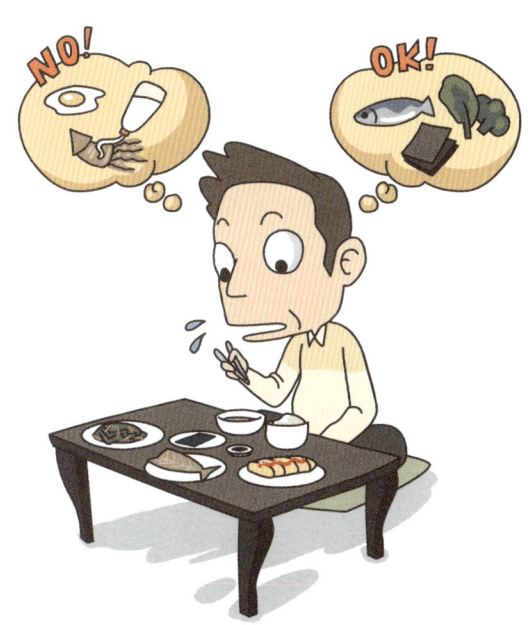

흡연

21 꼭 담배를 끊어야 하나요?

그렇습니다.

담배를 피우면 혈관은 탄력을 잃어 혈관벽이 딱딱하게 되며, 혈액은 점도가 증가하여 혈전이 잘 생기는 상태로 됩니다. 또한 좋은 콜레스테롤인 고밀도 콜레스테롤을 떨어뜨리고, 담배 연기에 포함되어 있는 이산화탄소가 혈액으로 흡수되어 당신의 뇌로 가는 혈액 내 산소 함유량을 떨어뜨립니다.

흡연은 수천 종류 이상의 유해물질을 함유하고 있으며, 그 중 60여 가지는 직접적인 발암 물질입니다. 발암 물질 중 니코틴은 중독을 일으키는 물질로서 헤로인이나 코카인과 같은 마약처럼 강력한 의존성이 있습니다.

결국 흡연자의 절반 이상이 담배로 인한 질병으로 사망합니다. 흡연은 중요한 뇌졸중의 위험요인 중 하나이며, 여러 연구들에 의하면 흡연자는 비흡연자보다 적어도 1.8배 이상 뇌졸중이 생길 확률이 높습니다. 또한 심근경색의 위험은 2~3배 높으며, 이는 돌연사로 이어질 수 있습니다. 하루에 담배를 1~14개비 피울 경우 폐암의 위험이 비흡연자에 비해 8배 증가하며 하루 25개비 이상 흡연할 경우 위험은 25배로 증가합니다.

이미 많이 피워서 지금부터 끊는다는 것이 큰 의미가 없다고 생각할 수도 있지만 금연하기에 너무 늦은 시기는 없습니다. 그동안 얼마나 많이 피웠는지, 지금 얼마나 건강을 해쳤는지, 나이가 많은지에 상관없이 금연은 하는 순간부터 건강에 도움이 됩니다.

금연을 하면 금연 1년 이내 뇌졸중 발생률이 절반 이상 낮아지며, 5년이 지나면 흡연을 전혀 하지 않았던 사람과 비슷한 정도로 뇌졸중의 위험이 감소합니다.

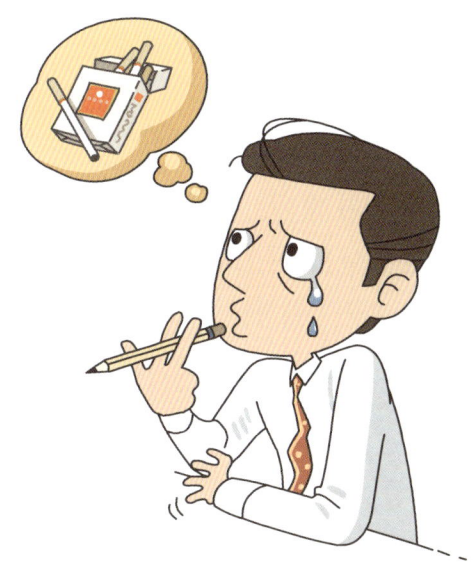

Tip

금연 당장 시작하세요!
- 흡연은 당신의 뇌혈관과 심혈관, 폐에 치명적인 영향을 미칩니다.
- 흡연한지 수 분 이내에 니코틴은 심장 박동수를 빠르게 하고 혈압을 올립니다.
- 흡연은 폐 안의 작은 기관지와 공기 주머니를 파괴시켜서 산소를 잘 흡수할 수 없게 만듭니다.
- 흡연은 뇌졸중, 심장마비, 다리 괴사의 원인입니다.

22. 담배를 피우는 횟수를 줄여서 조금만 피우는 것은 안 될까요?

흡연은 흡연량보다는 금연의 여부가 더 중요합니다. 따라서 흡연량를 줄이는 것으로는 안 되고 끊으셔야 합니다. 가끔 파이프를 이용한 담배나 시가를 대신 피우는 경우도 있는데, 이는 전혀 효과가 없습니다. 저타르, 저니코틴 담배 역시 마찬가지 입니다.

금연초는 니코틴은 함유하고 있지 않지만 일산화탄소나 타르와 같은 독성 물질을 많이 함유하고 있어 역시 건강에 나쁩니다. 또한 흡연하는 습관을 강화시켜 금연하기 더욱 어렵게 만듭니다. 이는 요즘 유행하는 전자 담배도 마찬가지입니다.

23. 담배를 끊어서 오는 이득은 언제부터 느낄 수 있나요?

담배를 끊은 지 하루가 되면 맥박수와 혈압은 정상이 됩니다. 체내 니코틴과 일산화탄소의 양은 반으로 줄어들고 폐 안에서는 그간 쌓인 점액과 지저분한 물질들을 배출하기 시작합니다. 2일째가 되면 니코틴은 몸 안에서 완전히 사라지고 미각도 되살아나고 후각도 정상으로 돌아옵니다. 3일째가 되면 호흡이 훨씬 쉬워지고 몸 안에서 에너지가 더욱 넘치는 것을 느낄 수 있습니다. 첫 3개월 이내에 심폐 기능이 향상되고 기침, 천식 등의 문제는 여전히 금연 후 9달까지 지속되기는 하지만 점차 호전됩니다.

뇌졸중과 심장마비의 위험은 금연 첫 2년 내에 훨씬 줄어들고 5년 이내에 비흡연자와 같은 정도로 감소합니다. 폐암의 위험은 10년 이후에 흡연자의 절반 수준으로 감소합니다.

24 금연하고 나서 생기는 금단 증상으로 너무 힘듭니다. 금단 증상이 얼마나 갈까요?

금단 증상이란 일시적입니다.

우리 몸이 다시 니코틴이 없는 상태에 적응하는 것입니다. 가장 흔한 증상 중의 하나는 불안, 초조, 우울증과 같은 기분장애입니다. 그리고 집중력 감소, 식욕 증대, 담배에 대한 욕구 등입니다. 집중력 저하의 경우는 금연하고 2주 이상 지속되지 않습니다. 기분장애도 보통 4주 이상 지속되지 않습니다.

금연하고 나서 살이 찌는 경우가 있습니다. 그렇지만 금연 후 체중증가는 보통 2~4kg 정도로 장기적으로 보았을 때 이 정도는 운동을 한다거나 식사조절을 통해서 체중을 조절할 수 있습니다. 어떤 경우에도 체중증가로 인한 해보다는 금연으로 인한 이득이 훨씬 크다는 것을 명심하세요.

25. 보다 쉽게 금연할 수 있는 방법은 없나요?

금연은 흡연하는 모든 사람에게 힘든 일입니다. 하지만 아래와 같은 방법이 도움이 될 수 있습니다.

✚ 니코틴 대체요법
니코틴 껌, 니코틴 패치 등을 사용하여 초조, 기분장애와 같은 금단증상을 줄일 수 있습니다.

✚ 약물(Bupropion)요법
흡연하고자 하는 욕구를 감소시켜 주는 약도 있습니다. 필요시 의사의 처방에 따라 사용할 수 있습니다.

✚ 금연클리닉 전문가와의 상담
금연 전문가의 도움을 받을 경우 본인 혼자의 결심만으로 금연을 할 때보다 성공률이 4배 이상 높아집니다. 아래의 간단한 테스트가 3점 이상이라면 고도의 니코틴 중독으로 금연클리닉 전문가와 상담을 권합니다.

나의 니코틴 중독성은?

❶ 아침에 일어난 뒤 얼마 만에 첫 흡연을 하나요?
　　□ 5분 이내 (3점)　　□ 5분에서 30분 후 (2점)　　□ 31분에서 60분 후 (1점)

❷ 하루에 담배를 얼마나 피나요?
　　□ 30개비 이상 (3점)　　□ 21~30개비 (2점)　　□ 11~20개비 (1점)

두 번째 — 위험요인 관리하기

금연 당장 실천하세요!

① 왜 금연하고 싶은지 이유들을 적어보세요. 담배를 피우고 싶은 욕구가 생길 때마다 리스트를 꺼내 읽어보세요.
② 금연을 시작하려고 하는 날짜를 정하세요.
③ 금단증상에 대해 미리 대비하세요. 금단증상으로 초조해하는 당신을 이해할 수 있도록 친구와 가족에게 미리 얘기해두세요.
④ 금연자 모임에 가입하는 것도 도움이 됩니다.
⑤ 다시 담배를 피우고 싶은 욕구를 이기도록 가족이나 친구의 도움을 받으세요. 만약 가족이나 친구가 흡연자라면 같이 금연을 시작하면 더 좋겠네요.
⑥ 관심을 담배에서 다른 쪽으로 돌릴 수 있는 방법을 찾으세요. 입과 손이 심심하다면 손이 심심하지 않을 수 있는 방법을 찾으세요.
⑦ 금연은 반드시 완전히 담배를 끊는 것입니다. 천천히 줄여서 끊는다는 것은 훨씬 어려운 일입니다. 흡연하지 않음으로써 모을 수 있는 돈과 건강에 대해 생각해보세요.

26 배우자가 담배를 많이 피웁니다. 간접흡연도 위험한가요?

간접흡연도 직접 담배를 피우는 것과 똑같이 위험도가 높습니다. 따라서 본인뿐만 아니라 다른 사람을 위해서라도 담배를 끊도록 하셔야 합니다.

음주

27 술을 많이 마시면 뇌졸중이 잘 오나요?

음주에 의한 뇌경색의 위험성에 대해서는 의견이 분분하지만 아마도 음주량이 관련이 있을 것으로 알려져 있습니다. 특히 젊은 뇌경색 환자는 폭음과 연관이 많습니다. 특히 뇌출혈의 경우는 음주량과 직접적인 관계가 있습니다. 과도한 음주는 고혈압뿐만 아니라 혈액의 응고, 부정맥, 뇌혈류량*의 감소도 유발합니다. 하루에 5잔 이상 마시는 경우 뇌경색의 위험도는 약 1.6배까지 높아집니다.

*뇌혈류량
뇌혈관에 흐르는 혈류의 양을 의미합니다. 일정 수준 이상이 되어야 뇌의 기능을 유지할 수 있습니다.

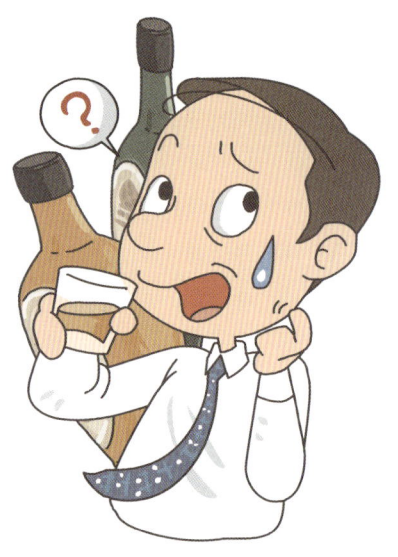

두 번째
위험요인 관리하기

28. 적당한 음주는 오히려 건강에 좋다고 하던데 사실인가요?

와인의 경우 하루에 두 잔까지 마시는 것은 뇌경색의 예방효과가 있다는 보고가 있긴 하지만 기본적으로 음주 자체가 전신에 미칠 수 있는 부작용이 많습니다.

또한 하루 두 잔만을 마신다는 것은 현실적으로 불가능합니다. 조금이라도 지나칠 경우 오히려 뇌졸중 위험이 증가합니다. 따라서 술을 즐기는 분들에게는 권장할 사항이 절대 아닙니다. 특히 간이 나쁜 분은 말할 것도 없습니다. 우리나라의 경우는 간염 보균자가 많기 때문에 음주가 매우 해로울 수 있습니다.

비만

29. 뚱뚱하면 뇌졸중이 잘 생기나요?

비만과 뇌졸중의 직접적인 관계는 명확히 밝혀져 있지는 않습니다. 하지만 비만은 고혈압, 당뇨병 및 고지혈증 등 뇌졸중을 일으킬 수 있는 위험요인의 발생을 증가시켜 결국 뇌졸중의 간접적인 위험요인으로 작용하게 됩니다. 한국인의 경우 팔다리는 말랐어도 배만 나온 복부형 비만을 많이 볼 수 있는데, 이는 결국 대사증후군으로 연결되어 뇌졸중의 위험요인으로 작용할 수 있습니다.

살을 빼는데 있어 가장 중요한 것은 섭취한 칼로리보다 더 많은 열량을 소비해야 한다는 겁니다. 칼로리 섭취량을 줄이고 많이 움직이십시오. 전체 칼로리는 줄이되 필수 5대 영양소를 골고루 섭취하면서 단계적인 체중감량이 필요합니다. 신선한 과일이나 야채를 많이 섭취하는 것이 큰 도움이 됩니다. 최근에는 여러 가지 비만치료 프로그램이 개발되어 있으므로 이를 이용하는 것도 많은 도움이 됩니다.

30 배가 많이 나왔어요. 뇌졸중 위험이 있나요?

최근의 연구에 의하면 여러 심혈관 질환 발생의 위험요인들은 각각 독립적으로 존재하는 것이 아니라 서로 밀접하게 연관되어 나타나는 것으로 알려져 있으며, 이에 대사증후군이라는 새로운 개념이 생겨났습니다. 대사증후군이란 내당능장애*나 당뇨병, 고혈압, 저고밀도지단백 콜레스테롤혈증, 고중성지방혈증, 복부비만 중 3가지 이상을 가지고 있는 경우입니다. 결국 복부비만을 중요하게 생각하는 이유는 바로 대사증후군의 근간을 이루는 중요한 이상이기 때문입니다.

전체적으로 비만이 아니더라도 복부비만을 가지신 분들은 주의하셔야 합니다. 우리나라의 경우 복부비만의 정의는 허리둘레가 남자의 경우 90cm, 여자는 80cm 이상일 경우입니다. 이 허리둘레는 일어난 상태에서 맨 아래 갈비뼈와 엉덩이 능선 사이에서 측정합니다. 대사증후군의 치료는 일차적으로 건강한 생활습관의 증진에서 시작됩니다. 물론 생활습관의 개선이 이루어지지 않거나 뇌졸중 고위험군일 경우는 이에 따른 적절한 약물치료가 필요합니다. 건강한 삶을 누리기에는 정말 많은 노력이 필요합니다.

두 번째
위험요인 관리하기

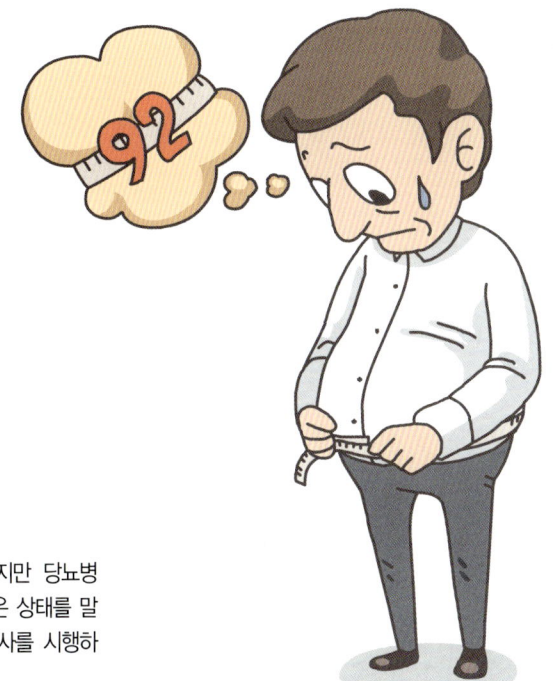

*내당능장애

내당능장애란 혈당이 정상치보다는 높지만 당뇨병으로 진단을 내릴 만큼 충분히 높지 않은 상태를 말하는 용어로 공복 혈당과 경구당부하검사를 시행하여 판단합니다.

보통 과체중이나 비만은 신체질량지수(BMI)로 계산을 하여 판정을 합니다. 신체질량지수는 몸무게(kg)를 키(m)의 제곱으로 나눈 값 [BMI=몸무게(kg)/키(m)x키(m)]으로, 그 값이 25kg/㎡ 이상인 경우 과체중, 30kg/㎡ 이상인 경우를 비만이라고 합니다.

비만인 경우 뇌경색의 위험도는 1.8~2.4배 높은 것으로 보고되고 있습니다. 비만은 고혈압과 당뇨병, 고지혈증을 잘 일으키기 때문에 이러한 합병증이 있는지 검진을 하시고, 적절한 운동과 식이요법으로 체중을 조절하는 것이 중요합니다.

🔵 가족력

31 가족 중에 뇌졸중 환자가 있습니다. 뇌졸중은 유전되나요?

뇌졸중의 가족력이 있는 분들은 그렇지 않은 분들보다 위험성이 높습니다. 뇌경색의 경우 가족력이 있는 경우가 없는 경우보다 뇌졸중의 위험이 약 1.5배 가량 증가합니다. 그러나 이것이 뇌졸중이 전적으로 유전된다는 것을 의미하지는 않습니다.

뇌졸중이 가족력과 연관이 있는 경우는 크게 유전적인 것과 식습관 등과 같은 환경적인 것으로 나눌 수 있습니다. 유전적인 경우 뇌동맥류*나 동정맥 기형, 일부 과다 응고증* 등이 연관이 있으며 이것은 소수에 해당합니다. 대부분의 경우는 환경적인 요소와 관련된 것으로 비슷한 생활환경에 의해 가족 간에 비슷한 병이 걸릴 수 있는 고혈압, 당뇨병, 흡연, 고지혈증 등에 의한 것입니다.

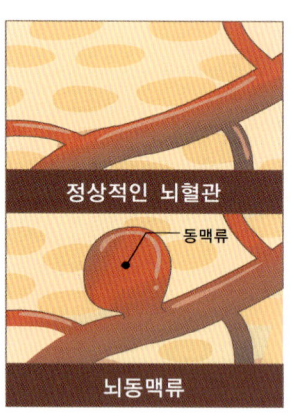

*뇌동맥류
뇌동맥 벽이 약해져 뇌동맥이 꽈리처럼 돌출, 풍선처럼 확장된 모양을 띠는 것을 말합니다. 인구의 3~5%가 증상 없이 가지고 있습니다. 인구 10만 명당 약 10명에서 뇌동맥류 파열로 인한 지주막하출혈이 발병되며, 생명에 지장을 주거나 장애를 일으킬 수 있습니다. 크기가 클수록 출혈의 위험성이 높아집니다.

*과다 응고증
혈액 내 응고가 정상 이상으로 과다하게 일어나서 혈전이 쉽게 형성되는 상태를 말합니다. 이렇게 형성된 혈전은 혈류를 타고 뇌로 이동하여 뇌경색을 유발할 수 있습니다.

세 번째
; 뇌졸중 예방하기

식사요법

01 먹는 것으로도 뇌졸중 예방이 가능하나요?

먹는 것으로도 뇌졸중의 예방이 어느 정도 가능하지만 아직까지 의학적으로 정확하게 검증된 바는 없습니다. 실제로 매스컴 등에서 뇌졸중 예방을 위한 음식들이 많이 소개되고 있으나 대부분 그 효과는 확실히 밝혀져 있지 않습니다. 기본적으로 음식이란 건강을 지키기 위한 보조적인 수단이지 적극적인 치료제는 아닙니다.

뇌졸중 예방은 앞서 말씀 드린 여러 위험요인의 관리에서 시작되는 것입니다. 적절한 혈압, 적절한 콜레스테롤 수치 유지, 혈당 및 체중 조절 등 위험요인 관리를 위해서는 매일 꾸준히 필수 영양분을 골고루 섭취하는 건강한 식생활습관이 가장 중요합니다.

02 건강한 식생활이란 무엇인가요?

우리 몸에 꼭 필요한 필수 영양소에 대해서 들어보신 적이 있을 겁니다. 필수 영양소란 우리가 살아감에 있어 꼭 섭취해야만 하는 영양소입니다. 이는 인체의 성장 발달과 유지에 꼭 필요한 것들로, 부족하게 되면 여러 가지 장애가 나타날 수 있습니다.

필수 영양소는 크게 다섯 가지로 나뉘는데 탄수화물, 지방(지질), 단백질(아미노산), 비타민, 무기질입니다. 이 중 탄수화물, 지방, 단백질은 활동에 필요한 에너지를 발생시키는 데 있어서 중요한 역할을 하며, 비타민이나 무기질은 여러 가지 대사 과정을 돕는 데 필요한 양념 역할을 하게 됩니다. 건강한 식생활이란 바로 이러한 필수 영양소를 균형 있게 섭취하는 것입니다.

건강한 식생활을 위한 기본지침

① 필요한 영양소는 다양한 식품을 통하여 섭취하여야 합니다.

이 세상에 완전식품이란 없으며, 한 가지 음식 속에 모든 필수 영양소가 다 들어 있지는 않습니다. 그러므로 다양한 식품을 골고루 섭취하는 것이 중요합니다. 또한 많은 영양소를 가지고 있는 식품이라 하더라도 사람에 따라서 조리방법 및 체내 흡수 정도에 많은 차이가 있으므로 여러 가지 조리법을 이용한 다양한 식품의 섭취가 중요합니다.

② 하루 적정 섭취량을 지켜야 합니다.

예를 들면 한 끼 식사를 많이 하셨다면 그 이후의 식사량을 조절하는 것이 매우 중요합니다. 예를 들어 소금의 섭취가 많은 음식을 드신 경우 나머지 식사에서 소금 섭취량을 줄이셔야 합니다. 과식은 결국 비만으로 연결되며, 또한 과도한 소금 섭취는 고혈압을 유발할 수 있습니다. 식생활습관이라 함은 하루아침에 만들어지는 것이 아니며, 지속적으로 형성되고 또한 변화되는 것이므로 매끼의 식사가 모두 중요합니다.

③ 균형 잡힌 식단이 중요합니다.

우리나라에서도 한국영양학회에서 발표한 한국인 영양권장량 및 한국인의 식사지침 등이 있으며, 이는 한국영양학회(www.kns.or.kr), 대한영양사협회(www.dietitian.or.kr) 등에 자세하게 나와 있으므로 이를 참고하는 것이 도움이 됩니다.

03 기름진 음식(지방)은 무조건 피해야 하나요?

지방산은 우리 몸의 중요한 에너지원이며, 세포막 구성 및 인체에 필수 성분으로 꼭 필요한 영양소입니다. 그렇지만 과하면 고지혈증을 만들게 됩니다. 포화지방산은 동맥경화를 일으키는 주범인 저밀도 콜레스테롤을 많이 만들어 좋지 않으므로 결국 포화지방산이나 트랜스지방산보다는 불포화지방산의 섭취를 늘리는 것이 중요합니다.

콜레스테롤의 경우는 특히 생활습관의 영향을 많이 받게 되는데 음주, 흡연 등은 혈중 콜레스테롤 농도에 아주 나쁜 영향을 주는 반면 규칙적인 운동은 좋은 영향을 줍니다.

결국 고지혈증은 한 가지 방법으로만 해결되는 것이 아니며, 생활습관 교정 및 약물치료 등 다방면의 노력이 필요합니다.

포화지방산과 불포화지방산
포화지방산이 많은 식품으로는 삼겹살, 갈비, 베이컨, 닭 껍질, 버터, 치즈, 우유(전유), 생크림, 초콜릿, 코코넛 기름 등이 있습니다. 불포화지방산이 많이 들어있는 식품은 등푸른 생선, 옥수수기름, 콩기름, 들기름, 참기름, 올리브기름 등입니다.
특히 생선의 경우 생선기름인 오메가3 지방산, EPA, DHEA 등 몸에 좋은 물질들이 많이 포함되어 있습니다. 건강을 위해서는 적어도 1주일에 2회 이상의 생선 섭취를 권장합니다.

콜레스테롤 이야기

건강한 성인에서의 콜레스테롤 일일 권장량은 300mg/dL 이하로 이를 넘지 않는 것이 좋습니다. 콜레스테롤은 여러 가지 종류가 있는데 이 중 저밀도 콜레스테롤이 동맥경화 발생과 밀접한 관계를 가집니다. 혈중 저밀도 콜레스테롤 농도를 올리는 대표적인 음식은 포화지방산, 트랜스지방산을 많이 포함하는 것들입니다.

콜레스테롤이 많은 음식에는 다음과 같은 것이 있으나 꼭 콜레스테롤 함유량과 비례해서 저밀도 콜레스테롤을 올리지는 않습니다. 일례로 계란 노른자나 조개의 경우 콜레스테롤 함량은 높으나 상대적으로 포화지방산의 함량이 높지 않으므로 저밀도 콜레스테롤 수치에 영향을 적게 미칩니다. 콜레스테롤의 적정한 농도를 유지하기 위해서는 고콜레스테롤 음식의 섭취를 제한하는 것도 중요하지만 저밀도 콜레스테롤을 낮추는 음식인 불포화지방산, 수용성 식이섬유 및 콩 단백질 등의 섭취도 중요합니다. 매일 식사 시 포화지방산 또는 트랜스지방산보다는 불포화지방산을 섭취하면서, 이를 전체 하루 열량섭취량의 20% 미만으로 조절하는 것이 좋습니다.

포화지방산이 많은 식품으로는 육류에 붙어 있는 기름들, 유제품(버터, 치즈, 생크림 등), 육가공품(베이컨, 햄, 소시지 등), 기름기 많은 제과류(케이크, 파이, 도넛, 쿠키, 페이스트리 등) 등이 있습니다. 트랜스지방산이 많은 음식으로는 마가린, 쇼트닝, 패스트푸드, 감자 튀김, 전자레인지용 팝콘 등이 대표적입니다. 특히 파운드 케이크 같은 제과류에서는 마가린 사용량이 많으므로 조심하여야 합니다. 결국 건강한 식생활습관이 혈중 콜레스테롤 농도를 정상으로 유지하는 데 있어 중요하다고 볼 수 있습니다.

한국인의 경우 탄수화물을 주로 섭취하는 식생활습관과 음주 문화 때문에 중성 지방산만 높은 분들이 많이 있으며, 이는 특히 비만, 활동 저하, 설탕 및 탄수화물의 섭취와 관계가 있습니다. 또한 음주와도 관계가 높으니 적절한 음주량 조절이 중요합니다. 고중성지방혈증은 대사증후군을 유발하며, 이 외 혈관과 간 등에 나쁜 영향을 줍니다.

콜레스테롤 조절에 도움이 되는 음식

콩 단백질 자체는 특히 나쁜 콜레스테롤을 낮추어주는 효과가 있으므로 저밀도 콜레스테롤이 높은 사람들은 두부나 두유 등을 자주 섭취하시는 것이 좋습니다. 최근에는 과일, 야채, 콩, 마늘, 생선, 올리브 기름 등을 이용하여 조리하는 지중해식 식사가 건강에 좋다고 알려져 있습니다. 이러한 재료를 이용한 음식은 심근경색을 예방하는 데 도움이 되며, 아직 확실하지는 않지만 이는 뇌졸중 예방에도 효과가 있을 것으로 생각됩니다. 또한 호두, 잣, 땅콩 등의 견과류에는 불포화지방산이 풍부하게 들어있어 혈중 콜레스테롤 수치 조절에 좋으므로, 간식거리로 스낵 등의 가공식품보다는 적당한 양의 견과류를 섭취하는 것이 좋습니다.

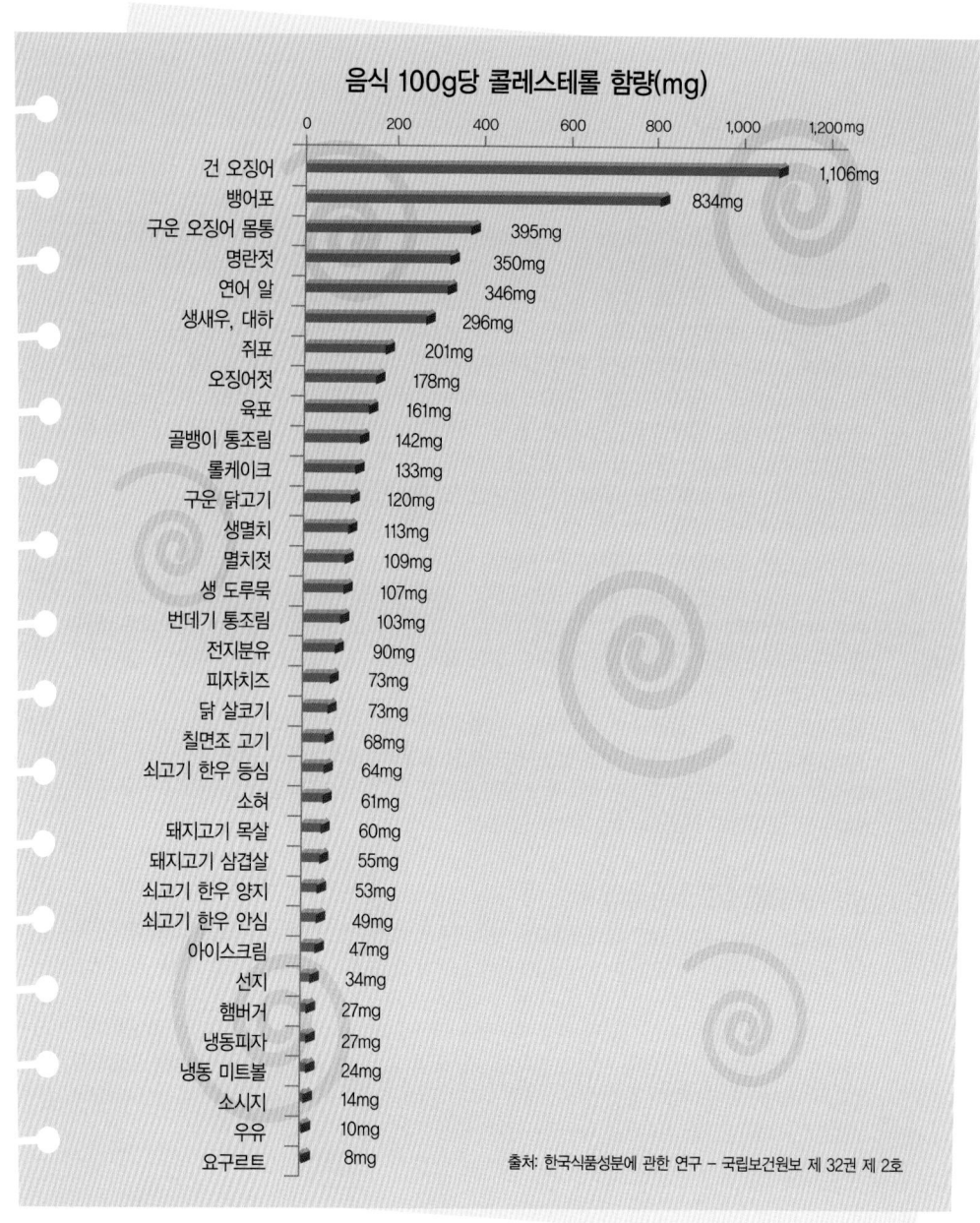

04 고기나 빵보다 밥을 섭취하는 것이 뇌졸중 예방에 좋을까요?

쌀의 주요 구성성분은 탄수화물로 우리 몸의 에너지를 만드는 데 주로 쓰이는 필수 영양분입니다. 우리는 서양인과 다르게 밀가루나 고기보다는 주로 쌀에 의해서 에너지를 얻고 있으나 최근 식생활 패턴의 변화로 밥보다는 밀가루로 만든 빵의 소비가 증가되고 있습니다. 밥이나 빵 등 탄수화물을 어떤 형태로 섭취하든 크게 관계는 없으나, 너무 많이 섭취할 경우 고지혈증이 생길 수 있으므로 균형 잡힌 식사가 필요합니다.

백미보다는 현미가 더 좋다는 이야기가 있는데, 이는 어느 정도 맞는 말입니다. 또 밀가루의 경우도 정제된 것보다는 통으로 갈아서 만든 것이 더 좋습니다. 하지만 음식은 음식일 뿐 너무 가려 먹거나 과신할 필요는 없습니다.

Tip

스낵류 등 가공식품

가공식품 특히 라면, 과자와 같은 스낵류는 탄수화물이라고 하더라도 단순당으로 이루어져 있어 칼로리는 높으나 상대적으로 비타민 및 무기질은 결여되어 있습니다. 그 결과 스낵의 과도한 섭취는 몸에 도움이 되지 않고 살만 찌우게 만드는 결과를 초래할 수 있으므로, 체중조절을 위해서 식사를 하지 않고 스낵류의 과자만을 먹는 것은 전혀 도움이 되지 않습니다. 또한 이러한 스낵류의 경우 여러 가지 화학첨가물과 함께 소금 및 트랜스지방산이 많이 함유되어 있기 때문에 먹지 않는 것이 좋습니다.

트랜스지방산 이야기

최근 들어 트랜스지방산의 유해성 여부에 대한 이야기가 많이 있습니다. 트랜스지방산이란 불포화지방산의 변형된 형태로 일부 자연적으로 존재하기도 하지만, 대부분 공장에서 상업적인 목적을 위하여 만들어 냅니다. 트랜스지방산은 비록 불포화지방산이기는 하지만 혈중 콜레스테롤 수치에 악영향을 끼치는 것으로 알려져 있습니다. 특히 이는 식품을 튀기거나 굽는 데 대량으로 사용되므로, 이러한 가공 식품의 섭취는 심장 및 뇌혈관에 좋지 않은 영향을 미칩니다. 몇몇 국가에서는 법적으로 트랜스지방산을 사용하지 못하도록 규제하는 곳이 있을 정도이므로, 가능하면 이를 이용한 가공식품 섭취는 하지 않는 것이 좋습니다.

05 동맥경화증이 있다는데, 고기를 먹지 말아야 할까요?

단백질은 신체조직의 성장과 유지에 매우 중요합니다. 고기는 전혀 먹지 않는 분이 있는데 이는 매우 잘못된 식습관입니다. 단백질은 음식을 통해 매일 섭취해야 합니다. 단백질의 하루 권장 섭취량은 전체 하루 필요 에너지 권장량의 15~20% 정도입니다.

돼지고기 등은 몸에 해롭고, 오리고기 등은 먹어도 된다는 이야기가 있으나 이는 의학적으로 근거가 미약합니다. 물론 각각의 고기 종류에 따라 약간의 성분 차이가 있으며, 개인에 따라 인체 내 흡수 정도에 차이가 있을 수 있으나 큰 문제가 되지 않습니다.

육류가 아닌 생선 등의 어류에도 몸에 좋은 단백질이 많이 함유되어 있습니다. 또한 동물성 단백질에 비해 콩 같은 식물성 단백질은 콜레스테롤이 없고 포화지방산 함유량도 매우 낮습니다. 이와 더불어 식이 섬유소나 무기질 등을 많이 포함하고 있으므로 아주 좋은 단백질 공급원입니다. 따라서 이런 음식들이 포함된 균형 잡힌 식단으로 고기류도 매일 적절한 양을 섭취하는 것이 가장 중요합니다.

> **Tip**
>
> **외식문화를 바꾸자**
>
> 우리나라에서처럼 회식이나 외식을 할 때 한 번에 많은 양의 고기를 섭취하는 것은 매우 좋지 않은 식사 방법입니다. 매일매일 적정량의 단백질을 섭취하는 것이 좋습니다. 외식문화도 이제는 고기 한 종류만을 고집하지 말고, 다양한 음식을 섭취하는 방향으로 조금씩 바꾸어야 합니다. 한때 지방 성분을 뺀 고기 단백질을 이용한 다이어트 방법이 유행한 적이 있었습니다. 하지만 현재는 그 유용성보다는 동반되는 여러 가지 위험성이 많이 알려져 있으므로 이러한 다이어트는 좋은 방법이 아닙니다.

06 채식을 주로 하는데도 고지혈증이 생기나요?

유전적으로 지질 대사에 이상이 있는 경우 식사습관에 관계 없이 고지혈증 등 이상지질혈증이 생길 수 있습니다. 그러나 이런 경우가 아니라면 채식은 고지혈증을 완화시키는 데 도움이 되며 특히 콩, 마늘, 토마토, 양파, 견과류(땅콩, 아몬드) 등은 혈중 지질수치를 낮추는 데 많은 도움이 됩니다.

07 섬유소가 풍부한 음식이 몸에 좋다고 하는데요?

   섬유소란 우리 인체가 소화시키지 못하는 고분자 화합물입니다. 결국 이를 먹었을 때 영양분의 흡수 없이 위에서 대장까지 분해되지 않고 그대로 변으로 나온다는 이야기입니다. 이러한 섬유소는 채소나 현미, 보리, 과일이나 미역 등의 해조류에 많이 포함되어 있습니다.

   섬유소 섭취가 뇌졸중을 예방한다는 근거는 없습니다. 하지만 적절한 섬유소 섭취는 위의 포만감을 유발하여 식사량 감소를 유도하고 비만 예방 및 혈중 콜레스테롤 및 혈당 조절에 좋은 영향을 끼치므로 뇌졸중 예방에 간접적으로 도움이 됩니다.

   이러한 섬유소는 따로 먹을 필요 없이 식사 중 위와 같은 음식을 골고루 섭취하는 것만으로 충분합니다. 또한 이외에도 대장암 예방 효과 등 여러 가지 유익한 효과가 많이 밝혀져 있으므로 식사 중간에 꼭 챙겨 먹는 것이 중요합니다.

섬유소 섭취

섬유소를 섭취할 때 과일의 경우 주스보다는 생과일 형태로, 야채도 마찬가지로 생으로 먹는 것이 좋습니다. 단, 섬유질이 많이 포함된 음식을 섭취할 때 물을 같이 마시지 않으면 오히려 변비를 유발할 수도 있으므로 다량의 섬유질 섭취 시에는 꼭 물을 함께 잘 마셔야 합니다. 또한 너무 많이 먹을 경우 설사를 유발할 수 있으므로 너무 많이 섭취하지 않는 것이 좋습니다.

세 번째
뇌졸중 예방하기

08 건강보조식품이나 혈액순환제는 뇌졸중 예방에 도움이 되나요?

'나만의 비법', '나만의 체조법', '황실 비방' 등의 이야기를 종종 듣습니다. 예전부터 구전되는 인삼부터 쉽게 구할 수 있는 많은 건강보조식품들이 범람하고 있습니다. 그 중에는 마치 모든 병을 낫게 해줄 수 있는 것처럼 광고하는 것도 있을뿐더러 가격도 매우 비싸게 팔리고 있습니다. 하지만 말뜻 그대로 건강보조식품이란 건강을 보조하는 식품일 뿐입니다. 이 중에는 의학적으로 효능이 입증된 것도 있고, 또 전혀 효과가 검증되지 않은, 개인에 따라서는 오히려 해가 될 수 있는 식품도 있습니다.

혈액순환제는 어느 정도 혈액순환이나 혈관 기능 개선에 기여하는 것은 사실이나 반드시 복용해야 하는 것은 아닙니다. 건강을 지키는 데 있어서 왕도란 없습니다. 건강보조식품이나 혈액순환제 복용 전에 의사와 상의하십시오.

09 짜게 먹으면 왜 나쁜가요?

결론부터 말하자면 짠 음식은 혈압에 나쁜 영향을 미칩니다.

소금 섭취량을 줄이게 되면 고혈압 발생 자체도 줄일 수 있으며, 고혈압인 사람의 혈압 조절이 잘 되도록 합니다. 한 연구를 보면 소금을 적게 먹으면서 체중을 빼면 고혈압이 20% 정도까지 예방되는 것으로 알려져 있습니다.

Tip

소금 권장 섭취량

세계보건기구(WHO)에서는 하루 소금 섭취량을 5g 미만으로 권장하고 있습니다. 5g은 작은 티스푼으로 하나 정도의 분량인데, 우리나라에서는 평균적으로 이보다 3배나 많은 15g 정도를 섭취하고 있습니다. 따라서 평상시 사용하는 소금의 양을 3분의 1 정도로 줄여야 합니다.

그러기 위해서는 첫째, 국, 찌개 등 소금이 많이 들어가는 음식을 되도록 싱겁게 조리하고, 섭취를 줄이세요. 둘째, 라면이나 인스턴트 식품의 섭취를 줄이세요. 셋째, 나트륨이 많이 들어있는 조미료의 사용을 줄이고 식품 자체의 신선한 맛을 활용하여 조리하세요. 특히 과일이나 채소에는 나트륨을 배설시키는 칼륨이 많이 들어 있습니다. 넷째, 생선 및 육류는 조리보다 구이로 하고, 구이 시 소금 간을 이용하여 굽기보다는 구운 후 소스를 이용하는 것이 좋습니다.

이렇게 소금의 양을 줄이는 것으로도 수축기 혈압을 5~10mmHg 정도 감소시킬 수 있습니다.

(주: 나트륨은 소금의 구성성분으로 소금의 약 40% 즉, 5분의 2가 나트륨입니다. 나트륨량에 2.53배를 한 것이 소금량입니다.)

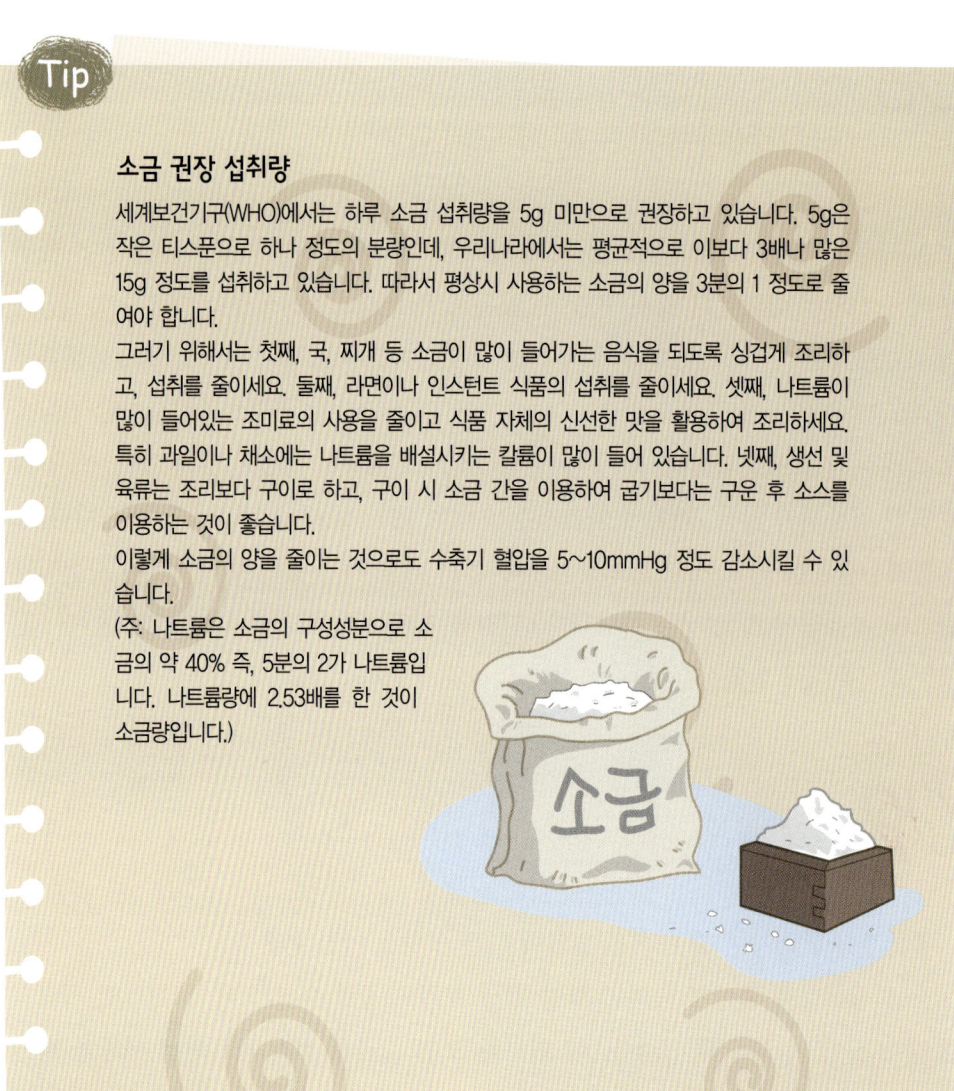

참고로 음식에 들어 있는 소금의 양은 다음과 같습니다.

- **면류** : 칼국수 7.3g, 라면 5.3g, 짬뽕 5.3g, 신라면 4.9g, 물냉면 4.5g, 콩국수 2.6g
- **국, 찌개류** : 김치찌개 5.9g, 알탕 5.3g, 미역국 4.2g, 곰탕 3.3g, 된장찌개 2.4g, 배추된장국 1.9g
- **반찬류** : 배추김치(10조각) 4.9g, 자반 고등어 구이(1토막) 3.6g, 동치미(1그릇) 2.6g, 갈치구이(1토막) 2.2g, 시금치 나물 2.0g, 오징어 젓갈(15g) 1.5g
- **일품요리** : 생선초밥 3.6g, 비빔밥 2.3g, 돈까스 2.1g, 김밥 1줄 1.6g
- **가공식품, 패스트 푸드** : 피자 1조각 3.3g, 더블 버거 세트 3g, 새우깡 1봉지 1.6g, 햄 1조각 1g, 치즈 1장 0.5g

출처 : 식품영양소 함량 자료집

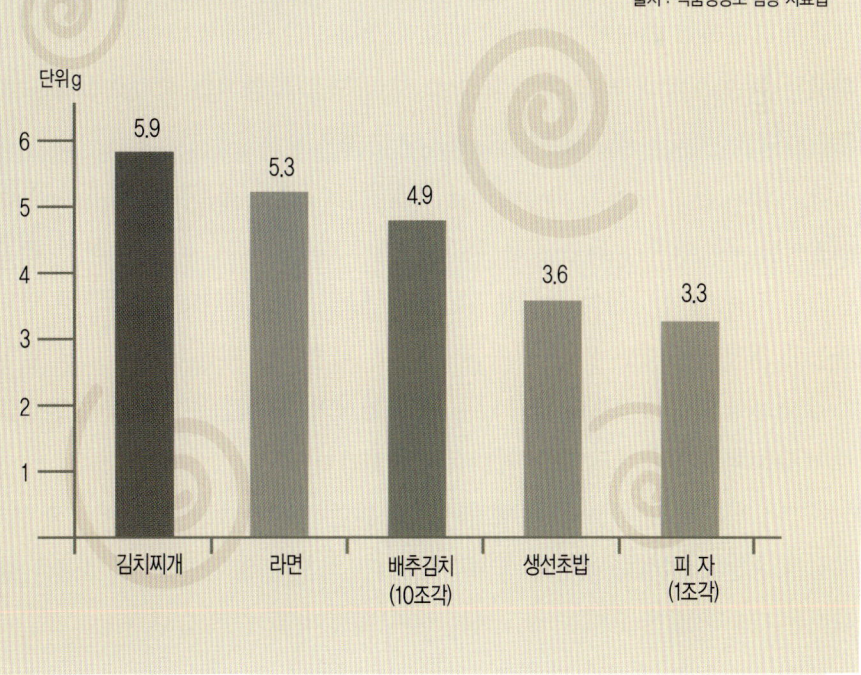

10 당뇨병 환자입니다. 어떤 음식을 조심해야 하나요?

　당뇨병은 뇌졸중에 있어서 중요 위험요인이므로 당뇨병 자체를 잘 조절하는 것이 매우 중요합니다. 당뇨 환자의 혈당조절이나 식이요법은 각 병원마다 식이프로그램 등에 잘 나와 있지만 간단히 소개하면 다음과 같습니다.

　당뇨병 환자를 위한 식사요법의 원칙은 정해진 양을 골고루 규칙적으로 먹는 것입니다. 일반적으로 당뇨병의 식사요법이 마치 음식을 제한하거나, 맛있는 음식을 피해야 하는 것으로만 알고 있는데, 올바른 식사요법은 혈당을 잘 조절하고 좋은 영양 상태를 유지하기 위해서 개개인이 필요한 열량범위 내에서 다양한 음식을 알맞게 섭취하는 데 있습니다. 따라서 앞서 말씀 드린 뇌졸중 환자의 식사요법과 크게 다르지 않습니다.

　다만 당뇨 환자 중에는 비만이거나 내장지방이 많은 복부비만인 경우가 많습니다. 비만이나 복부비만이 되는 것은 과식을 하기 때문입니다. 과식을 하면 췌장에서 인슐린이 더욱 많이 나와야 하므로 췌장에 부담을 주게 됩니다. 그러므로 당뇨 환자는 가능한 최저 필요량만 먹는 것이 좋습니다. 체중을 줄이는 것만으로도 혈당이 내려가기 때문에 표준체중보다 초과되는 당뇨 환자의 경우는 우선 식사의 열량을 줄임으로써 표준체중이 유지되도록 하는 것이 좋겠습니다.

　여기서 식사의 양이 아니고 열량이라고 말씀 드리는 이유는 단백질과 비타민, 무기질은 충분히 섭취하여야 하기 때문입니다. 식사의 양이 아니고 열량을 줄이기 위해서는 다음과 같은 요령을 참고하는 것이 비결이 될 수 있습니다.

① 매 끼 식사는 음식을 균형 있게 하고 식사를 거르지 않으며 규칙적인 시간에 합니다.
② 주식인 밥의 양을 약간 줄입니다. 흰 밥 대신에 콩을 넣은 현미 잡곡밥이 좋으며 빵을 먹는 경우에는 통밀빵이나 호밀빵이 좋습니다. 팥이나 녹두를 이용하여 음식을 만들 때는 껍질째 하면 섬유소와 다른 영양소도 많이 얻을 수 있어 좋습니다.
③ 열량이 많은 기름진 음식을 피합니다. 삼겹살, 갈비, 지방이 많이 포함되어 있는 육류로 만든 음식은 피하는 것이 좋습니다. 소갈비, 소꼬리, 고등어 통조림, 뱀장어, 유부, 치즈, 프랑크 소세지 등이 고지방 어육류 군에 속합니다.
④ 조리법 중 튀김이나 전보다는 볶음, 구이, 찜, 조리 등의 방법을 선택합니다. 조리에 기름을 쓰는 경우 한 끼에 한 찻술 정도의 식물성 기름을 쓰도록 합니다.
⑤ 정제당이 많이 들어간 음식을 피합니다. 설탕이나 포도당, 과당이 많이 들어간 달콤한 음식 즉 청량음료, 달콤한 빵, 아이스크림, 과일 통조림, 과당 주스 등은 피하도록 합니다. 정제당은 혈당을 급속히 올리며, 혈액 속의 지방질도 올라가게 하므로 가급적 단당류가 많이 포함된 꿀, 사탕 등의 음식은 피하는 것이 좋습니다.

과일에도 포도당이 많아서 많이 먹으면 혈당이 올라가므로 하루에 한 번만 먹되 사과라면 한 개 정도가 적당합니다. 파인애플처럼 당도가 높은 과일은 피해야 하며 토마토는 좋습니다. 조리할 때 단맛을 내려면 양파즙을 사용하면 됩니다.
⑥ 매끼 채소 반찬을 최소한 2가지 이상 섭취하도록 합니다. 비타민, 무기질, 섬유소가 많은 채소는 열량이 적어 양을 평소보다 늘려도 괜찮은 식품입니다. 오이, 배추, 상추, 양상추, 샐러리 등의 싱싱한 야채, 김, 미역, 다시마 등의 해조류, 한천, 버섯 등은 모두 권장되는 식품입니다. 섬유소는 식물성 식품에만 들어 있으며, 우리 몸에서 소화가 되지 않는 탄수화물입니다. 섬유소는 혈당 상승을 둔화시키고 지질농도를 낮추며 심혈관 질환 예방, 식후 포만감을 제공해주고 변비 해소 등 여러 가지로 이로운 면이 많으니 많이 섭취하는 것이 좋습니다.

⑦ 매끼 양질의 단백질을 섭취할 수 있도록 합니다. 생선, 살코기, 달걀, 두부 등의 콩 제품 중 매끼 적어도 한 가지는 적당량 섭취하도록 합니다. 고기가 무조건 나쁜 것은 아니며 우리 몸에 꼭 필요한 단백질 공급원이 되는 식품들은 적당량을 반드시 섭취해야 합니다. 육류를 섭취할 경우에는 쇠고기, 돼지고기, 닭고기의 비계 등 기름기를 제거한 살 부위가 좋습니다. 달걀은 완전 영양에 가까운 좋은 식품으로 콜레스테롤 수치가 정상이면 하루에 한 개씩은 먹어도 되며 콜레스테롤 수치가 높은 사람도 이틀에 한 개 정도는 괜찮습니다.

⑧ 짠 음식을 피합니다. 그러나 겨자, 식초, 계피, 후추, 레몬 등의 향신료는 무방합니다. 염분의 권장 섭취량은 당뇨병이라고 해서 일반인과 크게 다르지 않으나, 고혈압 및 당뇨병성 신증이 있는 환자는 반드시 저염 식사를 해야 합니다.

⑨ 칼슘 보급을 위해 우유는 하루에 적어도 한 잔씩은 간식으로 마시면 좋습니다.

⑩ 술은 마시지 않도록 합니다. 술 자체가 열량이 높고 인슐린 작용을 방해하여 합병증을 악화시키므로 좋지 못합니다.

⑪ 견과류도 하루에 적당량 섭취는 좋습니다. 견과류에는 섬유소뿐 아니라 비타민이 많고 좋은 콜레스테롤이 들어있습니다.

⑫ 외식을 주의합니다. 외식을 하게 될 경우 과식할 가능성이 높으며, 특히 양식과 중식 등은 열량이 많기 때문에 균형 잡힌 식사를 하기가 어렵게 됩니다. 부득이 외식을 하게 될 경우에는 자신에게 알맞은 음식을 선택하고 양을 잘 조절하는 것이 절대 필요합니다.
일반적으로 외식을 하게 되면 영양소가 불균형을 이루기 쉬운 반면에 고열량인 경우가 많고 염분이나 지방의 섭취가 많아지게 되므로 당뇨병 환자들은 각별한 주의가 요구됩니다. 외식 시 다음과 같은 점을 기억하면 도움이 됩니다.

    가. 가급적 외식의 횟수를 줄이고, 외식을 할 경우 하루 한 끼 이상은 넘지 않도록 합니다.

    나. 평소 본인의 매끼 식사량이 얼마인지 정확히 알아두는 것이 좋습니다.

    다. 음식을 선택할 때는 다양한 식품이 포함되어 있는 음식, 특히 채소류가 풍부한 음식을 선택합니다.

→ 예) 칼국수, 우동보다는 비빔밥, 백반, 쌈밥 등을 선택한다.

라. 모든 식품군을 정확히 맞추기 어렵더라도 곡류와 어육류의 양은 반드시 지키도록 노력합니다.

→ 예) 백반류, 설렁탕 등: 밥을 따로 가져오게 하여 적당량만 섭취한다.
함께 나오는 고기나 생선(어육류군)은 1~2토막 정도 섭취한다.

마. 식사 내용이 한 가지 식품군에만 치우치게 되는 음식, 즉 밥, 감자탕, 도토리묵 무침 또는 녹두전 등을 한 끼 식사로 먹는 경우에는 어육류나 채소는 전혀 포함되지 않고 곡류만 섭취하게 되어 좋지 않습니다.

바. 탕수육이나 튀김류처럼 기름을 많이 사용하는 음식은 가능한 선택하지 않는 것이 좋습니다.

사. 뷔페식 음식은 조금씩 담아 먹더라도 모두 합하면 양이 많아질 수 있으므로 특히 주의합니다.

아. 식사시간은 매끼 정해진 시간에서 1시간 이상 벗어나지 않도록 노력합니다. 만일 늦어지는 경우에는 저혈당에 빠지는 위험을 줄이기 위해 간식으로 정해진 우유나 과일을 먼저 섭취하도록 합니다.

자. 카페인 함량이 많은 커피, 홍차 등은 하루 2잔 이상 마시지 않도록 합니다. 단, 마시는 경우에는 설탕과 프림 대신 대체 감미료와 우유를 사용합니다.

⑬ 열량이 적어 마음 놓고 먹을 수 있는 식품으로는 녹차, 채소류(오이, 배추, 상추, 양상추 등), 해조류(김, 미역, 다시마, 무우, 한천 등), 기름기를 걷어낸 맑은 육수, 맑은 채소국, 곤약 등이 있으므로 식사 후 공복감이 느껴질 때 언제든지 먹을 수 있습니다.

⑭ 이렇게 식단을 골라 본인에게 필요한 만큼의 열량을 각 식사마다 고르게 배분하여 드시는 것이 좋으며, 약물요법을 쓰는 경우는 약물의 작용시간에 맞게 열량 배분을 조정해야 합니다. 그 외 신장합병증, 고지혈증, 고혈압 등 합병증이 있거나, 임신한 경우, 저체중, 비만한 경우에는 식사내용이 달라져야 하므로 영양사와 개별 상담하는 것이 필요합니다.

11 커피나 매운 음식 등 기호식품은 어떤가요?

　뇌졸중과 커피 등의 기호식품과의 관련성에 대한 연구는 아직까지 없습니다. 기호식품이란 개개인의 선호도에 의해 섭취되는 것이므로 특별히 금기시할 필요는 없다고 생각됩니다. 다량의 설탕 섭취와 뇌졸중의 관계도 명확하지는 않습니다. 하지만 설탕은 칼로리 이외에 다른 영양소는 전혀 들어있지 않으므로 다량의 설탕 섭취는 당뇨병 환자에서 혈당 조절을 어렵게 하며 정상인에게 비만을 야기시킵니다.
　매운 음식과 뇌졸중의 관계는 잘 알려져 있지 않습니다. 하지만 뇌졸중뿐만이 아니라 다른 위장 관계 질환 등을 고려할 때 다량의 자극적인 음식은 건강에 큰 도움이 되지 않습니다.

○ 운동요법

12 운동을 하면 뇌졸중이 예방되나요?

　정확히 말씀 드리면, 운동이 뇌졸중을 직접적으로 예방하는 것은 아닙니다. 운동은 뇌졸중의 발생과 밀접한 관련이 있는 고혈압, 고지혈증, 당뇨병 등의 위험요인 조절을 쉽게 해줍니다. 규칙적인 운동은 나쁜 콜레스테롤 수치를 낮추며, 좋은 콜레스테롤 수치는 올려줍니다. 또한 혈압도 낮추어 주는데, 고혈압 환자가 규칙적인 운동을 할 경우 수축기 혈압(심장 수축 시 측정되는 혈압)은 평균 7.4mmHg, 이완기 혈압(심장 이완 시 측정되는 혈압)은 5.8mmHg 정도 낮아집니다. 정상인의 경우도 이보다는 덜하지만 혈압을 낮추는 효과가 있습니다.

당뇨병 환자의 경우 운동은 인슐린 저항성을 감소시켜 혈당을 떨어뜨려 줍니다. 규칙적인 운동은 혈당조절을 원활하게 만들어주며, 적절한 식이요법을 병행하면 그 효과는 더욱 커지게 됩니다. 이는 정상인에서도 마찬가지이며, 운동은 체중감소를 통한 신체균형 유지에 중요한 역할을 합니다.

운동은 건강을 지키는 데 있어서 하나의 보조적인 수단이지 운동으로 모든 병을 극복한다는 것은 매우 위험한 생각입니다. 규칙적인 운동도 중요하지만 고혈압이나 당뇨병 환자의 경우 운동과 함께 규칙적인 약물 복용이 매우 중요합니다.

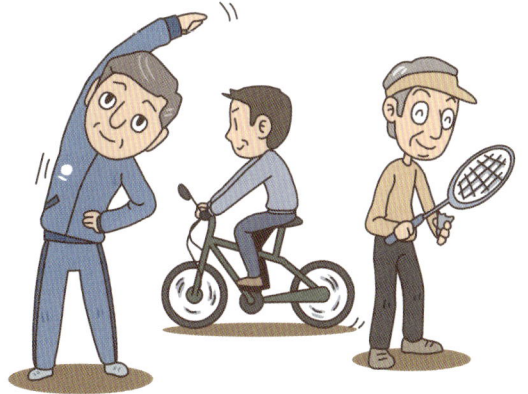

Tip

운동은 금연에도 많은 도움이 됩니다. 규칙적인 운동을 통한 금연 유지율은 운동을 하지 않는 경우보다 두 배 정도 높은 것으로 알려져 있습니다.

13 가장 좋은 운동은 어떤 것인가요?

　뇌졸중 예방에 있어서 가장 좋은 운동은 없지만, 어떤 종류의 운동이라도 규칙적으로 한다면 몸에 이롭습니다. 우리가 일상생활에서 할 수 있는 가장 쉬운 운동은 걷는 것이라고 생각됩니다. 실제로 걷는 것은 심혈관질환 예방에 있어서 중등도 강도 이상의 운동과 똑같은 효과를 나타내는 것으로 알려져 있습니다. 따로 운동할 시간이 없는 경우 일상생활에서 쉽게 할 수 있는 규칙적인 신체활동으로도 충분합니다.
　직장인의 경우 출퇴근 시간이나 점심시간을 이용하여 하루 30분 정도 걷는 것도 좋습니다. 또한 업무 중 엘리베이터를 이용하는 대신 계단을 이용하거나 버스정류장 한 정거장 등은 걸어 다니는 것만으로도 많은 도움이 됩니다. 주부의 경우 규칙적인 가사일을 하는 것도 하나의 방법입니다. 하지만 같은 가사일을 하더라도 불안정한 자세에서 한 가지 근육만을 사용하는 것이 아닌 전신을 이용한 활동적인 신체활동을 하는 것이 좋습니다.

14 새벽 운동은 어떤가요?

　특별히 금기사항은 아니지만 기상 후 바로 움직이시는 것보다는 우리 몸이 잠에서 깨어 날 때까지 필요한 시간을 주는 것이 좋습니다. 특히 이른 새벽, 추운 날씨에 갑자기 노출될 경우 갑작스러운 혈관 수축이 있을 수 있으므로 그리 권장할 만한 사항은 아닙니다. 또한 어두운 곳에서 운동을 하다가 예기치 않은 사고를 당할 수도 있으니 가능하면 해가 뜬 후 쾌적한 환경에서 하는 것이 좋습니다.

15 어느 정도의 운동이 얼마나 필요한가요?

원칙적으로는 산소 소모량, 심박동수 및 각 개인의 신체 상태를 고려하여 운동처방을 받는 것이 좋겠습니다. 건강한 성인의 경우, 가능하다면 강한 강도의 운동이 좋은 것으로 알려져 있지만 중간 정도의 운동도 뇌졸중 예방에 있어서 도움이 되므로 본인이 무리하지 않는 범위에서 각자가 좋아하는 운동을 정한 후 꾸준히 지속하는 것이 더욱 중요합니다.

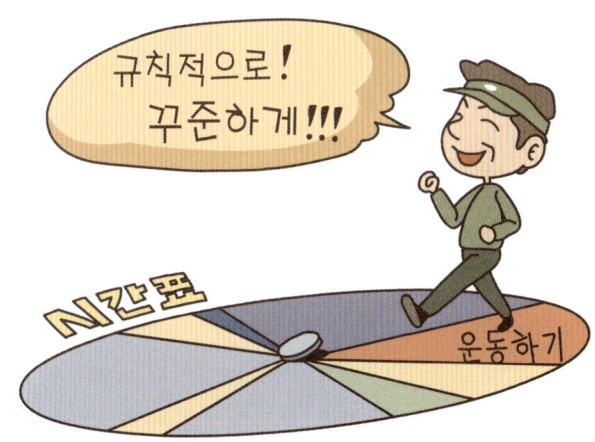

운동 강도를 잘 모르겠다면 걷기를 예로 들어볼까요? 한 시간에 1.5~3km 정도 천천히 산보를 하는 것은 가벼운 운동 강도에 속합니다. 이보다 좀 더 빠르게 한 시간에 5~6.5km 정도를 걷는 것은 중간 정도의 운동 강도에 속합니다. 반면 언덕을 오르거나 짐을 든 상태에서 걷는 것은 강한 강도의 운동에 속합니다. 자전거 타기, 수영 등에서도 같은 정도의 운동 강도가 적용됩니다.

뇌졸중 환자의 경우 강도 높은 운동이 어려운데 한번에 30분 이상 등에서 촉촉하게 땀이 날 정도로 빠르게 걷는 것은 가장 쉽게 실천할 수 있는 운동입니다.

가끔 일주일 치 운동을 주말에 한 차례 등산이나 테니스 등을 하고 나서 만족해하는 분들이 있으신데 이는 뇌졸중 예방에 크게 도움이 되지는 않습니다. 주변에서 매일 꾸준히 할 수 있는 한 가지 운동을 정한 후 매일매일 규칙적으로 하는 것이 중요합니다.

운동처방의 경우 인터넷 웹사이트 등을 이용하는 것도 좋습니다. 국민건강체력콜센터(www.omyfit.com)의 경우 건강체력진단 및 본인에게 적절한 운동처방을 내려주므로 이용해 보십시오.

16 심장이 안 좋아요. 어떤 운동을 해야 하나요?

이미 뇌졸중이 발생된 후이거나, 협심증 내지는 심근경색 같은 심혈관 질환을 가지고 있다면 운동의 강도에 많은 주의를 기울여야 합니다. 이런 경우 꼭 적절한 운동처방을 받으셔야 합니다. 각각의 운동처방 방법은 전문가의 도움이 필요하며 운동능력검사를 통하여 자신의 운동량을 결정 후 이에 맞추어 조심스럽게 운동을 시작하십시오. 심부전증, 만성폐질환 등 심호흡계 질환을 가지고 계신 경우도 마찬가지입니다. 가끔 오래 걸으면 양측 다리가 아프고 저려서 쉬었다 걸을 수밖에 없는 분들도 있습니다. 이 경우 다리혈관에 동맥경화증이 있기 때문일 수도 있으므로 전문가와 상의 후 운동을 시작하는 것이 좋습니다.

생활요법

17 사우나나 찜질방이 혈액순환에 도움이 되나요?

흔히 사우나나 찜질방에서 땀을 빼면 혈액순환에 좋을 거라 생각하는데 천만에 말씀입니다. 오히려 탈수 현상으로 혈액이 끈적거리게 되어 뇌졸중이나 심근경색이 생길 수 있습니다. 사우나를 하고 나서 또는 심한 설사를 하고 나서 뇌경색이 생기는 경우가 종종 있습니다. 이는 모두 탈수가 원인으로, 뇌졸중이나 심근경색이 있었거나, 고혈압 등 위험요인이 있는 분들은 평소에도 탈수가 되지 않도록 물을 충분히 마시도록 권합니다.

간혹 환자들 중에서 냉탕과 열탕을 번갈아 가면서 들어가는 분들이 있으신데, 이 역시 혈관의 수축과 이완을 반복시켜 심장과 뇌혈관에 해로우니 주의해야 합니다.

18 목욕은 어떻게 하는 것이 좋나요?

　탕 목욕보다는 샤워만 하는 것이 좋습니다. 탕 안에 몸을 담그더라도 온탕에서 이마에 땀이 나기 전에 나오는 정도가 적절합니다. 탕에 몸을 담갔다가 일어날 때는 벌떡 일어나지 말고, 천천히 일어나시기 바랍니다. 일어날 때 어지럼증을 느끼면 일단 쭈그려 앉거나 바닥에 눕도록 합니다. 목욕탕이나 욕실 안에서 있는 총 시간이 30분을 넘지 않는 것이 좋습니다. 30분 이상 되면 일단 욕실에서 밖으로 나와 휴게실 같은 곳에서 쉬었다가 다시 들어가 목욕을 마무리 하는 것이 좋습니다.

19 반신욕이 전신욕보다 더 좋은가요?

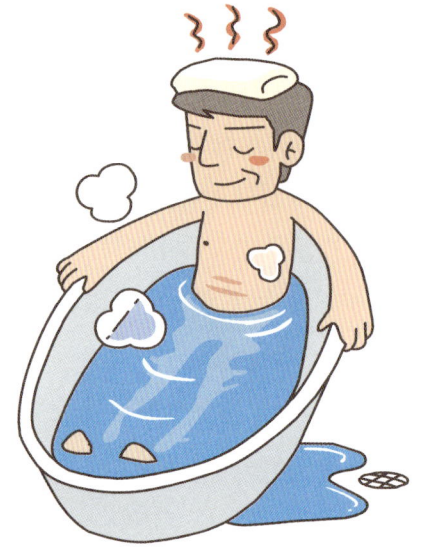

　전신 목욕보다 반신욕의 경우 심박수, 체온, 수축기 혈압 상승 정도가 보다 완만하며 뜨거운 물로 전신욕을 할 때보다 땀으로 손실되는 수분량도 적어 심폐기능이 좋지 않은 환자들에게 적합하다고 할 수 있습니다.

세 번째
뇌졸중 예방하기

20. 목 뒤가 지속적으로 뻐근하고 안 좋은데 지압으로 풀어주는 것은 어떨까요?

지압으로 뇌 순환을 호전시키는 것에 대해서는 효과가 불분명할 뿐 아니라, 목이나 어깨에 대한 지압요법이나 경부의 손상 후 뇌경색이 발생하는 경우가 가끔 있습니다. 무리한 지압은 혈관 박리 등의 혈관손상을 일으켜 뇌경색을 일으킬 수 있으니 주의하기 바랍니다.

전문가들이 답한다!!

뇌졸중 똑똑하게 극복하는 200가지 방법

네 번째
; 관련 약물 알아보기

01 뇌졸중 약이란 무엇인가요?

손을 베이게 되면 피가 나다가 얼마 지나지 않아서 곧 멈추는 것을 경험한 적이 있을 것입니다. 이렇듯 우리 몸은 출혈을 멈추게 하는 지혈작용이 있습니다. 예방약은 이런 지혈작용을 낮추는 효과가 있습니다. 즉, 뇌경색은 혈전*에 의해서 혈관이 막히는 병이므로, 예방약은 혈전이 생기는 것을 예방하여 뇌경색이 재발되는 것을 막아주는 작용을 합니다.

뇌졸중 환자들이 공통적으로 먹게 되는 약은 뇌경색 예방약이라 불리는 항혈소판

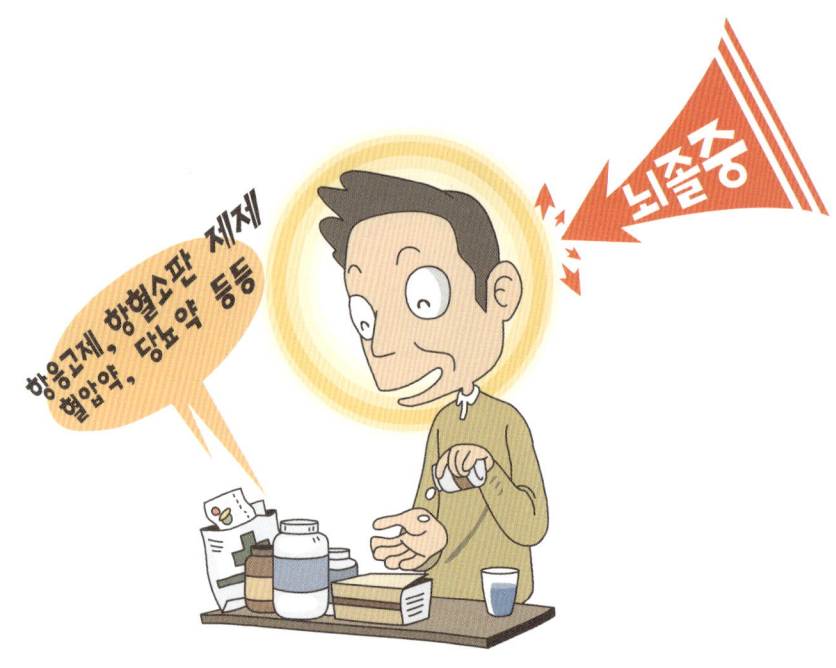

제제 혹은 항응고제입니다. 뇌경색 예방약은 그 원인이 혈관의 동맥경화 때문인지 혹은 심장에서 발생한 혈전 때문인지에 따라서 달라집니다. 일반적으로 동맥경화성 뇌경색의 경우는 항혈소판 제제를 복용하게 되고, 심장 혈전이 원인인 경우 항응고제를 복용하게 됩니다.

이와 더불어 뇌졸중의 발생과 관련이 깊은 고혈압, 당뇨병, 고지혈증 등과 같은 위험요인이 있을 경우, 위험요인을 잘 조절하기 위한 약을 복용할 수 있습니다.

*혈전
혈전이란 쉽게 풀이하면 '피떡'이라고 합니다. 원래 혈관 안에서는 혈전이 잘 생기지 않습니다. 그러나 동맥경화가 있는 혈관 내벽이 상하거나 심방 부정맥이 있을 때와 같은 병적인 상태에서는 혈관 안에서 혈소판과 섬유소 등 피를 굳게 하는 것과 관련된 성분들이 서로 엉겨 붙어서 끈적거리는 혈전이 만들어집니다. 이렇게 만들어진 혈전은 혈관 내 혈액의 흐름을 타고 돌아다니게 되고, 그러다가 혈전의 크기에 맞는 뇌혈관에 들어가 혈관을 막으면, 뇌경색이 발생하게 됩니다.

02 뇌졸중 약은 계속 먹어야 하나요?

평생 드셔야 합니다.
한 번 복용하여 뇌졸중의 재발을 평생 막을 수 있는 단방약은 없습니다. 불편하다고 느낄 수도 있습니다만, 계속해서 복용해야 하는 이유는 약물의 작용이 일회성으로 끝나는 것이 아니고, 꾸준히 복용하여 우리 몸에 일정 농도가 항상 유지되어야 뇌졸중의 재발을 막을 수 있기 때문입니다. 우등생이 꾸준히 공부해야 좋은 성적을 얻을 수 있는 것과 같은 이치입니다.

항혈소판 제제

03 항혈소판 제제는 무엇인가요?

혈전이 만들어지기 위해서는 혈소판이 중요한 역할을 합니다. 정상인은 혈관 내에서 피가 굳는 일은 없으나 동맥경화증과 같이 혈관 벽이 손상된 경우에는 혈소판이 활성화되어 혈전이 생기기 쉽습니다. 따라서 혈소판의 작용을 방해하는 약물을 복용하면 혈관 내에서 혈전이 생기는 것을 효과적으로 막아 줄 수 있는데, 이런 작용을 하는 것이 항혈소판 제제입니다. 그렇지만 항혈소판 제제도 이미 막혀버린 혈관의 혈전을 녹이지는 못하며, 향후 혈전이 생기지 못하도록 미연에 방지하는 뇌경색 예방약입니다. 따라서 예방을 위해서는 꾸준히 복용하는 것이 무엇보다 중요합니다.

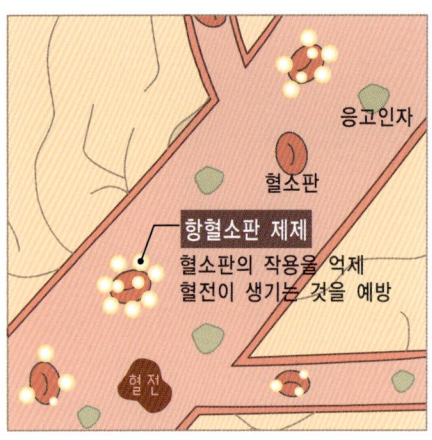

네 번째
관련 약물 알아보기

04 항혈소판 제제의 부작용에는 어떤 것들이 있나요?

   출혈이 제일 우려되는 부작용입니다. 항혈소판 제제는 피가 잘 굳지 않게 하는 약이므로, 멍이 자주 들 수 있고, 상처가 나면 지혈이 잘 되지 않을 수 있습니다. 멍이 약간 드는 정도는 크게 걱정하지 않아도 되지만, 무릎이나 엉덩이 부위에 관절 주위로 멍이 가시지 않을 때는 의사와 상의를 해야 합니다. 또한 소변이나 대변의 색을 자주 살펴보는 것이 좋습니다. 대변 색이 까맣거나 소변 색이 핏빛이면 병원에 즉시 가셔야 합니다. 왜냐하면 위장, 방광에서 출혈이 있다는 것을 우리 몸이 알리는 신호이기 때문입니다.

   잇몸에서 피가 많이 나거나 코피가 자주 나는 것도 의사에게 알려야 합니다. 또 위가 평소에 안 좋던 분들이 항혈소판 제제 복용 후, 속이 자주 쓰리다면 의사에게 알리는 것이 좋습니다. 또한 항혈소판 제제 중에는 두통을 일으키는 약들도 있습니다. 보통 이러한 두통은 투약 초기에 나타나며 나중에 좋아지는 분들도 많으므로 두통이 있다고 약을 즉시 중단하지 마시고 담당 의사와 상의하십시오.

05 다른 병원에 가게 됐을 때 항혈소판 제제 복용을 의사에게 알려야 하나요?

네, 그렇습니다.

치과 의사, 응급실 의사 등 다른 의사로부터 진료를 받아야 할 때는 환자분이 항혈소판 제제를 복용하고 있다는 것을 꼭 알려주십시오. 처방전 한 부를 지갑에 넣고 다니는 것도 좋은 방법입니다. 앞에서 말씀 드렸듯이 이 약을 먹으면 지혈이 잘 안 되게 됩니다. 그래서 이를 뽑는 치과치료를 하거나, 수술을 하게 되는 경우 이 약을 먹는 중에 수술을 하면 지혈이 안 될 수 있습니다. 보통 수술 약 1주일 전부터는 약물 복용을 중단해야 하기 때문에 그 전에 미리 담당의에게 말해두어야 합니다. 그렇지만 환자분 임의로 약을 중단하시면 안 됩니다. 약을 중단하면 뇌경색 재발 위험은 그만큼 올라가기 때문에 의사와 미리 상의를 해야 합니다.

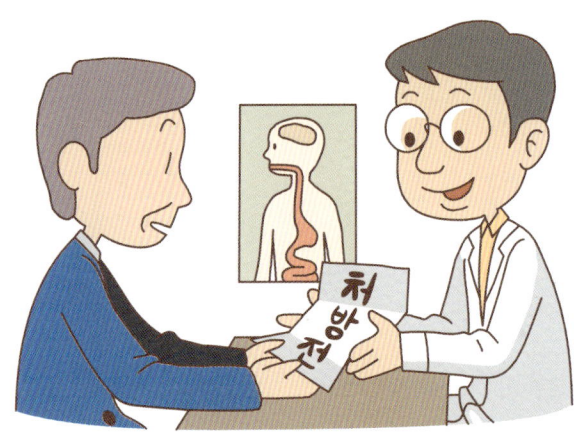

네 번째 관련 약물 알아보기

06 항혈소판 제제 작용을 하는 약물에는 어떤 것이 있나요?

흔히 진통제나 해열제로 알려진 아스피린은 훌륭한 항혈소판 제제이기도 합니다. 이외에도 클로피도그렐, 티클로피딘, 트리플루잘, 디피리다몰, 씰로스타졸 등의 여러 가지 항혈소판 제제가 있습니다.

항응고제

07 항응고제는 어떤 약인가요?

우리 몸에서 피가 굳을 때는 혈소판뿐만 아니라 응고인자라는 것이 같이 작용합니다. 항응고제는 응고인자의 작용을 억제해서 혈전이 생기지 않도록 하는 뇌졸중 예방약입니다. 항응고제 역시 이미 딱딱하게 굳어 있는 혈전을 녹일 수 있는 약은 아니므로, 막힌 혈관을 뚫어주는 작용은 없습니다. 상품명으로 와파린과 쿠마딘 등이 있습니다.

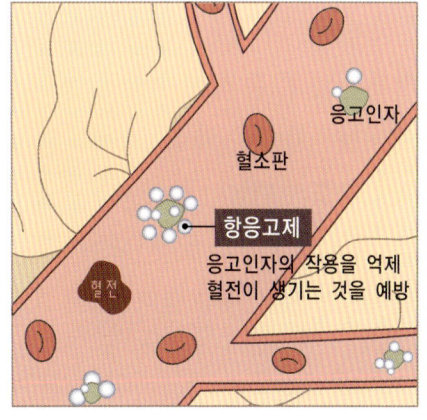

08 저는 왜 와파린(쿠마딘)을 먹어야 하나요?

항응고제인 와파린(쿠마딘)을 복용해야 하는 대표적인 경우는 뇌경색을 일으킨 혈전이 심장병과 관련이 있을 때입니다. 예를 들면 심방세동, 판막증 등 심장 안에서 혈전이 잘 발생할 수 있는 환자는 지속적으로 와파린(쿠마딘)을 복용함으로써 심장에 혈전이 생기는 것을 방지해야 합니다. 그 외에도 드물긴 하지만, 응고장애에 의해 뇌경색이 발생한 경우에도 와파린(쿠마딘)을 먹게 됩니다.

09 와파린(쿠마딘)을 먹으면 왜 번거롭게 피검사를 해야 하나요?

우리 몸 안의 약물 농도가 적정한지 확인하기 위해서입니다.

와파린(쿠마딘)은 적절한 약물 농도를 유지하기가 어려운 약입니다. 왜냐하면 섭취하는 음식, 몸 상태, 다른 복용 약물 등 많은 요인들에 의해서 약효가 쉽게 변할 수 있기 때문입니다. 약효가 너무 약하면 뇌경색 예방 효과가 떨어지고, 약효가 너무 강하면 출혈의 위험이 높기 때문에 혈액검사를 하여 혈액응고 상태가 적절한지 확인하고, 약의 용량을 조절합니다. 약물 복용을 시작한 초기나 일정한 농도로 조절되지 못할 때에는 더욱 자주 혈액검사를 하게 됩니다.

일반적으로는 환자분이 꾸준하게 외래를 다니는 경우에는 한두 달에 한 번 정도 혈액검사를 받게 됩니다. 혈액검사는 아침에 시행하는 것이 좋으나, 식사와는 상관이 없으므로 같이 시행하는 다른 혈액검사가 없다면 식사는 자유롭게 하시고, 병원에 오셔도 됩니다.

10 와파린(쿠마딘)을 먹으면서 같이 복용하면 안 되는 약은 무엇인가요?

와파린(쿠마딘)은 다른 약보다 더 철저하게 의사의 지시에 따라서 잘 복용해야 합니다. 다른 약물과 같이 복용 시에 와파린(쿠마딘)의 농도가 혈액 내에서 증가하거나 감소하여 항응고 효과가 달라질 수 있기 때문입니다. 같이 복용하고 있는 약에 대해서 반드시 의사와 상의하십시오. 특히 진통제나 감기약에 들어있는 아스피린, 이부프로펜 등을 와파린과 함께 복용할 경우 와파린의 약효를 너무 높일 수 있습니다.

와파린을 복용하는 환자의 경우 한약이나 건강보조식품을 병용하게 되면 약효가 변동될 수 있습니다. 특히 한약, 생약제제에는 혈액을 묽게 하거나 혈액을 응고시키는 효과가 있어서 직접적으로 와파린의 약효에 영향을 미칠 수 있습니다. 한약, 생약제제, 건강보조식품을 복용하기 전에 의사에게 알리는 것이 좋습니다. 지금 먹고 있는 와파린(쿠마딘)이 환자분에게는 뇌경색을 예방할 수 있는 좋은 약이므로 몸에 좋다는 다른 약을 굳이 드실 필요는 없습니다.

11 와파린(쿠마딘)의 부작용에는 어떤 것들이 있나요?

출혈이 제일 우려되는 부작용입니다. 와파린(쿠마딘)은 피가 응고되지 못하도록 하는 치료이므로 투여 받고 있는 동안은 피가 잘 굳지 않습니다. 따라서 몸에 상처가 나면 지혈이 잘 안 되므로 다치지 않도록 주의해야 하며, 소변이나 대변의 색을 자주 살펴보는 것이 좋습니다. 대변색이 까맣거나 소변색이 핏빛이면 병원에 즉시 가셔야 합니다. 왜냐하면 위장, 방광 등에서 출혈이 있다는 것을 알리는 신호이기 때문입니다. 잇몸에서 피가 많이 나거나 코피가 자주 나는 것도 의사에게 알려야 합니다.

임신을 계획하고 있는 여성이라면 반드시 의사와 상의하여 다른 대체치료를 받도록 합니다. 왜냐하면 태아에게 와파린이 해를 끼칠 수도 있기 때문입니다. 그러나 수유할 때는 젖으로 와파린이 분비되지 않기 때문에 수유부는 안전하게 복용할 수 있습니다.

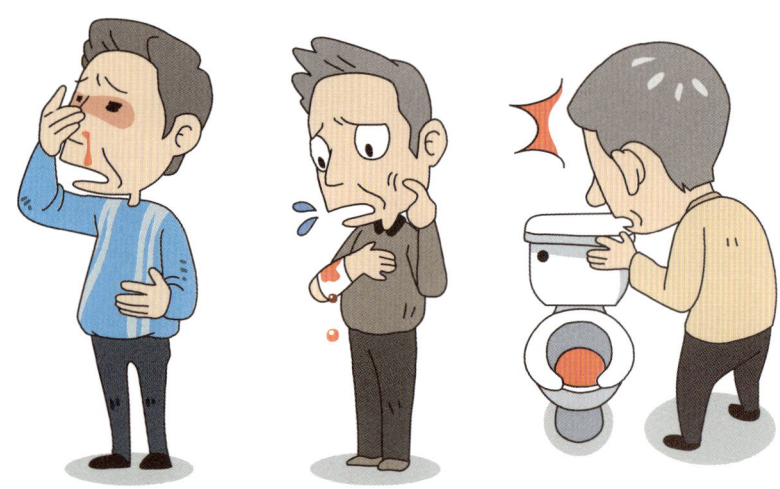

네 번째 관련 약물 알아보기

즉시 병원에 가야 하는 경우
- 손상 받은 부위에 피가 쉽게 멈추지 않을 때
- 찢어진 상처나 잇몸에서 지속적으로 피가 날 때
- 코피가 잦거나 멈추지 않을 때
- 생리할 때 평소와 다르게 심한 출혈이 있을 때
- 지나치게 쉽게 멍이 들 때
- 혈액이 섞인 구토물이 나올 때
- 가래에 지속적으로 피가 섞여 나올 때
- 소변이나 대변에서 피가 나올 때
- 대변의 색이 자장면 색과 같은 검은색 일 때

12 와파린(쿠마딘) 복용을 잊었어요!

  복용을 잊은 경우, 취침 전에 생각이 났을 때는 시간이 좀 지났더라도 생각난 즉시 복용하면 됩니다. 만약 다음 날에 생각이 났다면, 어제 복용해야 되었던 약은 거르고, 오늘 먹을 약부터 복용 일정에 맞추어 다시 복용하면 됩니다. 출혈의 위험을 증가시킬 수 있으므로 어제 복용을 안 했다고 해서 어제 분과 오늘 분을 합쳐서 한 번에 복용하면 안 됩니다. 다만 먹지 않은 약은 기록하여 의사에게 알려주면 됩니다. 연달아 두 번 이상 복용을 잊은 경우에는 병원에 연락을 하는 것이 좋습니다.

13. 나이 드신 어머님이 와파린(쿠마딘) 복용을 자꾸 잊으시는데, 어떻게 하면 좋을까요?

와파린(쿠마딘)은 일정한 농도를 유지하는 것이 중요합니다. 하루 중 일정한 시간에 복용하는 것이 혈중농도를 일정하게 유지하는 데 유리합니다.

와파린(쿠마딘)은 다른 약과 달리 하루에 한 알씩 복용하는 경우도 있지만, 한 알과 반 알을 교대로 복용해야 하는 등 나이 많은 환자분들이 드시기에는 조금 복잡한 것이 사실입니다. 복용시간이나 복용해야 되는 양을 자주 잊어버린다면 달력에다가 매일 복용하는 약을 한 봉씩 스카치테이프로 붙여두는 것도 좋은 방법입니다. 또는 '월, 화, 수, 목, 금, 토, 일'이라고 표기된 약물 보관함을 이용하는 것도 좋습니다.

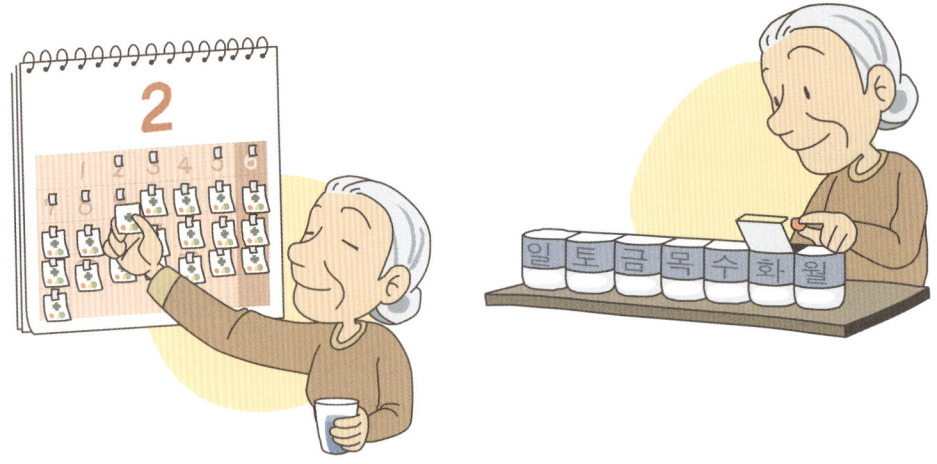

14 와파린(쿠마딘)은 먹는 음식에 따라서도 약효가 달라진다는데, 어떤 음식을 주의해야 하나요?

와파린의 약효가 감소하면 뇌경색 재발 위험이 높아집니다. 반면에 약효가 과도하게 상승해도 출혈의 위험이 높아집니다. 따라서 적절한 정도로 와파린의 약효가 유지되는 것이 중요합니다.

비타민 K가 많이 함유되어 있는 음식은 와파린의 약효에 영향을 줄 수 있습니다. 예를 들면 청국장, 녹차, 녹색잎 채소, 마요네즈, 콩 등입니다.

그렇다면 이런 음식은 절대로 먹지 말아야 할까요? 그렇지는 않습니다. 콩이나 녹색잎 채소 등은 뇌졸중 예방에는 좋은 식품입니다. 따라서 평소 자기 식사습관대로 먹는 상황에서 시행한 혈액검사에 따라 의사들이 와파린의 용량을 조정하면 됩니다. 쉽게 말씀드리면, 특별히 몸에 좋다는 음식을 찾기보다는 가족들과 똑같은 식사를

> **Tip**
>
> **와파린(쿠마딘) 약효 상승시키는 음식물**
> 인삼, 마늘, 당삼, 당귀, 호로파, 은행
>
> **와파린(쿠마딘) 약효 감소시키는 음식물**
> 녹차, 홍차, 청국장 가루, 양파즙, 브로콜리, 케일, 미나리, 냉이, 쑥, 시금치, 부추 및 다른 녹색잎 채소, 양배추, 비타민 K 함유 영양제, 생미역, 구운 김, 간

하면 됩니다. 어떤 특정 식품을 고집스럽게 먹는 것을 피하고 균형 있는 식사를 유지하십시오. 또한 과도한 음주는 와파린의 약효에 영향을 줄 수 있으므로 주의하십시오.

15 와파린(쿠마딘)을 먹으면서 넘어지거나 부딪히지 않으려면 취미 생활도 주의해야 하나요?

낙상이나 심한 부상을 당할 가능성이 있는 스포츠는 피하시는 것이 좋습니다. 출혈의 우려가 있기 때문입니다. 그리고 면도날을 이용하는 면도기보다는 전기면도기 사용을 권합니다. 칫솔질도 칫솔모가 너무 강한 것은 피하시고 부드러운 칫솔로 가볍게 양치하시는 것이 좋습니다.

출혈방지를 위하여 유의할 사항
- 넘어지거나 다치지 않게 주의하십시오.
- 침을 맞는 경우 출혈의 위험성이 있습니다.
- 부드러운 칫솔은 잇몸 출혈을 예방할 수 있습니다.
- 가위, 칼 등 날카로운 물건을 다룰 때는 다치지 않도록 주의하십시오.
- 면도기는 전기면도기를 사용하는 것이 좋습니다.
- 변비로 인해 치질이 생기면 이로 인해 출혈의 위험성이 있으므로 변비가 없도록 섬유소(야채)를 많이 드시는 것이 좋습니다.

네 번째
관련 약물 알아보기

16 와파린(쿠마딘)을 먹는 중에 한의원에서 침 맞는 것은 괜찮지 않나요?

피해야 합니다.

와파린(쿠마딘)은 출혈 경향을 증가시키기 때문에 작은 침으로도 심한 멍이 들 수 있습니다. 부황도 피하는 것이 좋습니다. 마찬가지로 엉덩이에 맞는 근육 주사 역시 멍이 심하게 들 위험이 있으므로 꼭 필요한 경우가 아니라면 피해야 합니다.

17 와파린(쿠마딘)을 먹는 중에 다른 병원에 가게 되면 의사에게 알려야 하나요?

꼭 알려야 합니다. 치과 의사, 응급실 의사 등 다른 의사로부터 진료를 받아야 할 때는 와파린을 복용하고 있다는 것을 꼭 알려주십시오.

와파린(쿠마딘)을 복용하는 환자가 발치(치과 치료)를 받게 되거나, 수술을 받게 되는 경우에는 각별한 주의를 요하며, 수술 전에 와파린(쿠마딘)을 다른 주사제로 바꾸었다가 수술을 해야 하는 경우도 있습니다. 또 말씀드린 대로 약물 상호작용이 예민한 약이므로, 와파린(쿠마딘)의 농도가 다른 약에 의해 변할 수 있기 때문에 다른 병원 의사에게 와파린(쿠마딘) 복용 사실을 꼭 알려야 합니다.

> **Tip**
>
> **복용방법 및 주의 사항**
> - 하루에 한 번만 정해진 시간(대개 저녁 9시)에 복용합니다.
> - 반드시 의사의 지시대로 드셔야 합니다. 임의로 드시지 않거나 또는 더 많이 드시면 위험할 수 있습니다.
> - 다른 이유로 병원에 가게 되면 의사에게 반드시 와파린을 복용하고 있다고 말씀하시기 바랍니다. 특히 수술을 하거나 근육주사를 맞는 경우는 출혈의 위험이 있습니다.
> - 다른 약을 드실 때도 미리 의사에게 와파린을 복용하고 있다는 사실을 알려야 합니다.
> - 비타민 K가 많이 함유된 음식은 약효를 떨어뜨릴 수 있으므로 한 번에 많이 드시지 말고 규칙적으로 일정량을 드시는 것이 좋습니다.

고혈압약

18 고혈압약은 평생 먹어야 하나요?

일반적으로 고혈압약은 뇌경색 예방약과 마찬가지로 평생 드셔야 하는 경우가 많습니다. 언뜻, 혈압이 좋아지면 혈압약 복용을 중단해도 될 것 같은 생각이 드실 것입니다. 사실 혈압은 '고치는' 것이 아니고 '조절하는' 것이므로 고혈압이 있는 한 계속 치료가 필요합니다. 고혈압약을 중단하게 되면 하루 이틀은 정상 혈압이 나올 수 있지만, 결국에는 수일 이내에 혈압이 다시 높아지게 되어 뇌경색 재발 가능성이 높아집니다.

네 번째
관련 약물 알아보기

19 어떻게 하면 혈압약을 줄일 수 있나요?

혈압이 잘 조절되는 경우 혈압약의 수나 용량을 줄여갈 수도 있습니다. 감량을 시도하는 경우는 보통 혈압이 1년 이상 효과적으로 조절된 경우입니다. 약물의 감량은 서서히 단계적으로 진행을 하게 되는데 고혈압 약물 이외에 환자가 살을 빼거나 규칙적인 운동을 하고, 싱겁게 먹는 등 생활습관 교정을 잘 시행하면 더욱 성공률이 높아 집니다.

고혈압약을 중단한 경우, 수개월 내지 수년에 걸쳐 생활습관을 조절하지 않으면 다시 혈압이 상승할 수 있으므로 자주 혈압을 재보아야 합니다. 주변사람의 권유나 환자 스스로 혈압약을 줄이거나 끊는 것은 피해야 하며, 반드시 담당 의사와 상의하십시오.

20 고혈압약은 중독성이 강해서 평생 약을 끊지 못하는 것 아닌가요?

그런 걱정은 하지 않으셔도 됩니다.

고혈압약은 마약처럼 중독성이 있는 것도 아니며, 의존성이 생기는 약물도 아닙니다. 오히려 고혈압약을 끊으면 수일에 걸쳐 효과가 점점 줄어들다가 결국은 원래의 높은 혈압상태로 돌아가게 되어 뇌졸중의 재발 위험이 높아지게 됩니다. 특정 고혈압약을 오래 복용한다고 해서 부작용이 꼭 생기는 것은 아닙니다. 오히려 오랫동안 부작용 없이 잘 복용한 약이 환자에게 잘 맞는 약이라고 생각됩니다. 또 고혈압약은 뇌경색뿐만 아니라 뇌출혈, 심장마비, 당뇨병을 예방하는 부가적인 효과도 있으므로 꾸준히 복용하십시오.

21 고혈압 증세가 없는데도 혈압이 높으면 고혈압약을 먹어야 하나요?

네, 드셔야 합니다.

뒷목이 뻣뻣하거나, 두통, 어지럼증 등을 고혈압 증세라고 생각하시는 분들이 많습니다. 하지만 고혈압은 겉으로 드러나는 증세가 없다고 보시는 게 맞습니다. 그래서 고혈압을 일명 '침묵의 살인자'라고도 합니다. 우리 몸이 아프고 스트레스를 받게 되면 혈압이 올라가는데, 두통도 통증의 일종이므로 이때 재보면 혈압이 높은 경우가 많을 것입니다. 많은 경우 두통으로 혈압이 올라간 것이지 혈압이 높아서 두통이 생기는 일은 흔하지 않습니다.

네 번째
관련 약물 알아보기

22 고혈압약은 언제 복용하는 것이 좋은가요?

하루에 한 번 복용하는 경우는 주로 아침에 복용하게 됩니다. 이렇게 하는 이유는 혈압의 하루 중 변화와 상관이 있습니다. 수면 중 저하되어 있던 혈압이 아침에 신체적, 정신적 각성과 함께 급격히 증가할 수 있기 때문입니다.

23 고혈압약을 복용 중이라면 뇌졸중에 대해서는 안심해도 되나요?

고혈압을 치료하여 평소 혈압을 낮추면 뇌졸중의 위험이 크게 줄어듭니다. 수축기 혈압을 10mmHg 감소시키면 뇌졸중 위험이 약 30% 가량 줄어듭니다. 그렇지만 뇌졸중의 위험에서 완전히 벗어난다는 것은 아닙니다. 고혈압약을 먹기 이전부터 어느 정도 뇌혈관 손상이 있었을 가능성이 있기 때문입니다. 결론적으로 100% 예방을 할 수는 없지만, 그 확률을 많이 줄여준다고 생각하시면 됩니다.

24. 약에는 다 부작용이 있다고 하는데, 고혈압약에는 어떤 부작용이 있나요?

고혈압약은 약물이 작용하는 방법에 따라 다양한 약제들이 있습니다. 약마다 각각의 다른 부작용이 있을 수 있기 때문에 만일 다음의 증세가 새롭게 생긴다면 담당 의사와 상의를 하십시오.

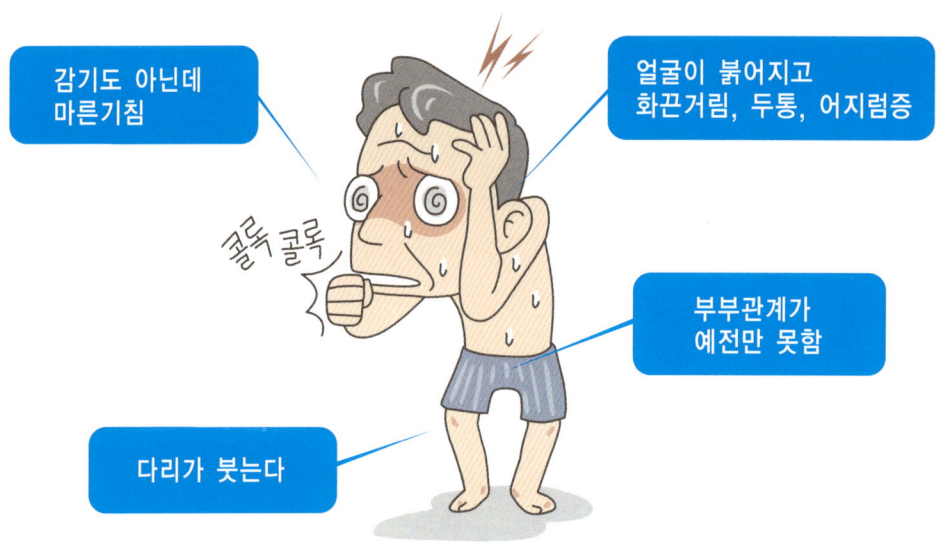

네 번째
관련 약물 알아보기

① 감기도 아닌데 마른기침이 몇 달째 지속이 된다.
② 얼굴색이 붉어지고 화끈거린다.
③ 욱신거리는 두통이 생겼다.
④ 다리가 붓는다.
⑤ 부부관계가 예전만 못하다.
⑥ 갑자기 일어날 때 눈앞이 깜깜해지면서 어지럽다.
　(특히 전립선 비대증 약을 같이 드시고 계신 분은 주의하세요)

25 고혈압 때문에 뇌졸중이 생겼다는데, 입원 중에는 고혈압약을 왜 안 주나요?

안심하세요.

뇌졸중 초기에는 일부러 혈압을 조절하지 않습니다. 보통 뇌경색이 발생한 직후 급성기 동안은 혈압을 약간 높게 해주는 것이 치료에 도움이 됩니다. 앞에서 말씀 드렸듯이 뇌경색은 뇌혈관이 막혀서 뇌로 혈액이 못 가서 생긴 병입니다. 혈압이 너무 낮으면 혈액이 더욱 못 가게 됩니다. 그래서 혈액공급이 필요한 뇌 부분에 더 많은 혈액을 보내는 데 혈압이 조금 높은 것이 도움이 될 수 있습니다. 그렇지만 급성기가 지나면 혈압을 조절하기 위해 고혈압약을 드셔야 합니다.

고지혈증약

26. 고지혈증이라는데 어떤 약을 복용해야 하나요?

병원이나 건강검진에서 콜레스테롤이 높다고 하면, 보통 총콜레스테롤이 높다는 의미입니다. 총콜레스테롤은 LDL 콜레스테롤, 중성지방, HDL 콜레스테롤의 합계를 나타내는 것입니다. 이 중 LDL 콜레스테롤과 중성지방은 동맥경화를 일으키고, HDL 콜레스테롤은 동맥경화를 줄여주는 좋은 역할을 합니다. 따라서 LDL 콜레스테롤과 중성지방은 높을수록 해롭고, HDL 콜레스테롤은 높을수록 좋습니다. LDL 콜레스테롤이나 중성지방이 높으신 분들은 고지혈증약(콜레스테롤 약)을 드셔야 합니다.

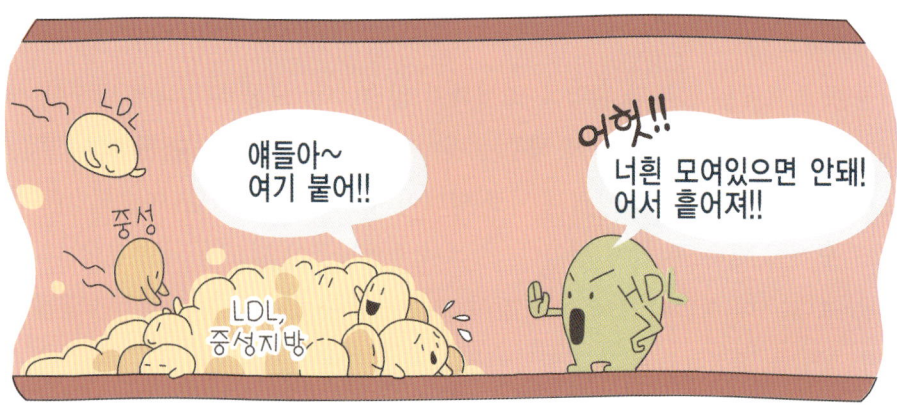

네 번째
관련 약물 알아보기

　　대표적인 약물이 스타틴이라는 약입니다. 이 약은 우리 몸의 혈액 안에 있는 콜레스테롤을 낮추어 뇌경색의 위험요인인 고지혈증을 치료해 줍니다. 그 밖에 혈전 발생을 억제하고, 신경과 혈관을 보호하는 등의 여러 작용으로 뇌졸중의 위험을 감소시킵니다.

　　스타틴의 부작용으로는 드물지만 근육병증, 그리고 간수치가 상승하는 경우가 있습니다. 몸이 얻어맞은 것처럼 여기 저기가 아프거나 쉽게 피로해지는 등의 증상이 있으면 담당 의사에게 꼭 이야기 하십시오.

27 뇌졸중 환자입니다. 콜레스테롤 수치가 정상인데도 처방 받은 고지혈증약을 복용해야 하나요?

　　네, 복용하십시오.

　　요즘에 사용되는 스타틴 계열의 고지혈증약은 콜레스테롤을 낮추고, 더불어 부가적인 이로운 효과가 있어서 뇌졸중 환자에게 크게 도움이 됩니다. 부가적인 효과는 동맥경화를 안정화시켜 혈전 발생을 억제하고, 신경과 혈관을 보호하는 등의 여러 가지 이로운 작용으로 뇌졸중의 위험을 줄여줍니다.

기타

28. 현재는 건강하나 뇌졸중이 염려되어 아스피린을 매일 복용합니다. 예방 효과가 있나요?

그렇지 않습니다. 주변에서 피를 맑게 한다는 말을 듣고 아스피린을 매일 드시는 분들이 있습니다. 하지만 모든 사람에게 아스피린이 유익한 것은 아닙니다.

아스피린은 대표적인 항혈소판 약물로 허혈성 뇌졸중 및 심혈관질환 예방 목적으로 널리 사용되고 있습니다. 많은 연구들을 통하여 아스피린은 뇌경색, 심근경색, 당뇨병 환자, 고혈압 환자에게서 심혈관질환 이차 예방에 효과가 있다는 것이 알려졌으나 건강한 사람에서의 일차 예방 효과는 아직 명확하지 않습니다.

아스피린 복용 시 위장관 출혈 및 출혈성 뇌졸중 등의 부작용이 나타날 수 있으므로, 실제 사용에 있어 예방 효과와 출혈 위험에 대한 신중한 고려가 필요합니다. 또한, 진통제 등 다른 약물과 복용 시 위장관 출혈 등 부작용이 나타날 위험이 더욱 높아지니 반드시 전문의와 상의하는 것이 필요합니다.

네 번째
관련 약물 알아보기

29 비타민을 먹으면 뇌졸중 예방에 좋은가요?

　비타민이 좋다는 말을 듣고 자의로 혹은 가족이나 지인의 선물로 비타민을 복용하는 경우가 많습니다. 그러나 비타민은 그 종류가 많아 그 중 어떤 것이 좋은지, 각각의 비타민이 어떤 효과를 내는지는 잘 모르는 경우가 많습니다. 그 중 대표적인 비타민과 뇌졸중의 상관관계를 보면 다음과 같습니다.

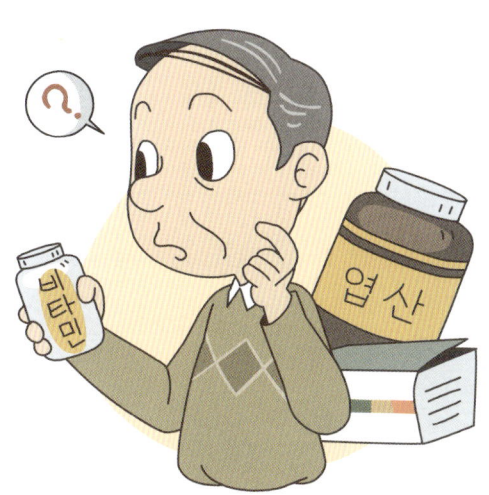

✚ 엽산과 비타민 B6, B12

뇌졸중의 발생과 관련이 있다고 알려져 있는 호모시스테인을 낮추는 데 도움이 됩니다. 호모시스테인 혈중 농도가 과도하게 높아질 경우 혈관벽의 동맥경화와 혈전 생성이 촉진되며, 심혈관계질환 발생률이 증가한다고 알려져 있습니다. 다만 아직까지 임상연구에서 호모시스테인을 낮추었을 때 뇌졸중 발생이 낮아진다는 직접적인 증거는 없습니다.

엽산은 잎, 채소류(시금치, 아스파라거스, 순무), 콩 종류(강낭콩, 완두콩, 렌즈콩), 간, 해바라기씨, 과일(파인애플, 바나나, 포도, 오렌지, 딸기), 토마토, 옥수수 등에 많이 함유되어 있습니다.

✚ 나이아신

나이아신은 비타민 B3의 다른 이름으로 생체 내 50여 가지의 서로 다른 화학 반응, 산화환원 반응에 관여하며 탄수화물 대사, 지방산 대사, 세포호흡, 스테로이드 합성 대사 과정에 참여합니다. 즉, 나이아신을 함유하고 있는 효소들은 에너지 생산에 중요한 역할을 하며 지방질과 콜레스테롤, 탄수화물 대사, 성호르몬과 부신호르몬을 포함한 많은 인체 화합물의 생성에 관여합니다.

동물의 간, 살코기, 효모, 콩, 곡식 여러 식품에 들어 있고 하루 필요량은 극소량으로 우리가 매일 먹는 음식으로도 충분합니다. 말초혈관을 확장시켜 혈액순환을 촉진하고, 설내 구내염, 피부염의 보조치료제로서의 효과가 있습니다. 혈관 내벽 두께를 감소시킨다는 보고가 있지만 질환의 예방 효과는 아직 검증된 바가 없습니다.

✚ 비타민 D

비타민 D는 골격 형성과 무기질 평형에 필수적인 비타민으로 결핍 시 골격의 석회화가 이루어지지 않아 어린이의 경우 구루병이, 성인의 경우 골연화증이 나타납니다. 최근에는 고혈압, 비만, 당뇨, 대사증후군과도 비타민 D 결핍증이 관련 있는 것으로 알려지고 있습니다.

비타민 D가 함유된 식품으로는 계란 노른자와 우유가 대표적인 음식이고 생선 기름에 많이 함유되어 있어 연어, 고등어, 정어리, 새우 등에 많이 들어 있습니다. 그 외 저지방 우유, 두유, 포고버섯, 비타민 D 강화 요구르트, 시리얼 등이 있고 칼슘에 비타민 D가 같이 포함되어 있는 식품이 많습니다. 또한 일광욕을 하면 우리 몸에서 비타민 D를 생성하는데, 20분 정도의 일조량이면 하루 필요량에 충분한 것으로 알려지고 있습니다.

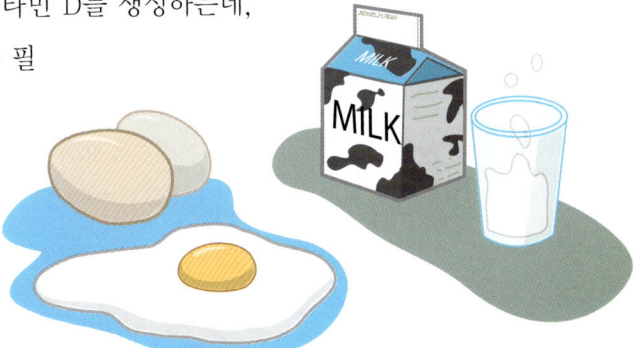

비타민 D 섭취시 골다공증, 치주질환, 당뇨, 관절염 예방 효과가 있지만 권장량

이상 섭취 시 칼슘침착, 요독증 등 과잉증이 나타날 수 있으므로 주의를 요합니다. 따라서 비타민 D 제제를 사용하는 동안에는 고칼슘혈증을 유발해 신기능이 약화될 수 있으므로 혈중 칼슘, 인의 농도를 의사의 지시에 따라 측정해야겠습니다.

✚ 비타민 C

장기간 비타민 C 제제를 복용했을 경우 혈관 내벽의 동맥경화증 감소와 관계를 보이기도 하였지만 뇌졸중의 위험도를 조사해본 바로는 뚜렷한 효과는 없습니다.

✚ 토코페롤

토코페롤은 비타민 E의 다른 이름입니다. 8개의 종류가 있지만 가장 강력한 항산화 효과를 가져 많이 알려진 것은 알파 토코페롤입니다.

비타민 E는 세포막이 손상되는 것을 방지함으로써 노화를 지연시키고 신경계 및 순환계 질환을 예방하며 혈색소 생성에 필요하고 혈소판 응집에도 관여하며 혈액 순환을 촉진합니다. 또한 피부노화나 모발 성장 촉진, 습진, 피부염 치료에도 관련이 있는 것으로 알려져 있습니다.

비타민 E는 식물성 기름, 계란 노른자, 녹황색 야채, 곡류의 씨눈 등에 많이 들어 있고, 열과 산에 안정적이고 지용성이어서 통상적인 요리 시 거의 손실이 없는 편입니다. 따라서 일반인들의 정상적인 식사 시 충분한 양이 섭취되며 인체에 저장되는 양이 상당하여, 상당기간 부족한 식사를 하여도 결핍 증상이 나타나지 않습니다. 그러나 만약 결핍되면 노화현상 촉진, 동맥경화, 신경세포 손상, 근육 위축, 용혈성 빈혈 등이 나타날 수 있습니다. 과잉증은 거의 없는 편이지만 비타민 보충제의 형태로 과량의 비타민 E를 장기간 복용하였을 경우 두통, 피로, 위장관 장애, 혈액응고 억제 등의 부작용이 나타날 수 있습니다.

뇌졸중과 비타민 E의 관계는 장기간 복용 시 심혈관계질환 예방효과가 있었다는 보고도 있고 상관이 없었다는 보고도 있어 아직 정립된 것은 아닙니다. 또한 지나치게 과량인 토코페롤 섭취는 혈압상승을 일으킬 수도 있어 주의해야겠습니다.

30 그렇다면 뇌졸중으로 입원 시 비타민제가 도움이 될까요?

특별히 비타민 결핍증이 있으면 필요한 경우도 있습니다만, 모든 뇌졸중 환자가 비타민제를 먹어야 하는 것은 아닙니다. 몸에 필요한 비타민은 균형 잡힌 식사만으로도 충분합니다. 대부분의 경우 비타민은 건강을 위한 보조수단은 되지만 치료제는 되지 못합니다.

특히 항응고제를 드시는 분들은 비타민 섭취 시 매우 주의해야 합니다. 성분 중에 비타민 K가 들어가 있지 않은지 반드시 확인해야 합니다. 만약 비타민 K가 들어 있다면 와파린(쿠마딘)을 복용하는 환자는 먹지 않는 것이 좋습니다.

참고로 최근에 노화를 막아준다는 항산화 물질들이 많이 팔리고 있습니다. 하지만 이들의 뇌졸중 예방 효과에 대한 과학적 검증은 없는 상태입니다. 항산화 물질은 신선한 채소나 과일에 많이 들어있으므로 따로 약물을 복용하는 것보다는 평소에 꾸준히 신선한 채소나 야채를 먹는 것만으로도 충분합니다.

31 약물치료 시 혈액순환제, 건강보조식품 또는 한약을 먹어도 괜찮을까요?

지금 먹는 약으로도 충분합니다.

뇌졸중이 발생하면 주변의 친지들이나 이웃들이 뇌졸중에 좋다는 약을 복용하도록 권하거나 선물하기도 합니다. 하지만 현재 병원에서 먹고 있는 뇌경색 예방약 자체가 어떻게 보면 피가 맑아지는 최고의 혈액순환제이므로 추가로 건강보조식품, 한약 등을 먹을 필요가 없습니다.

건강보조식품 중에는 청국장 가루처럼 뇌경색 예방약의 효과를 떨어뜨리는 것도 있고, 인삼처럼 효과를 너무 증대시켜서 출혈의 부작용을 일으키는 것도 있습니다. 뭐든지 과하면 좋지 않습니다.

오메가 3, 글루코사민, 은행잎 제재, 코엔자임Q10과 같은 약들을 뇌졸중 발병 이전부터 먹는 사람이 많습니다. 그렇지만 실제로 어떤 효과를 가지고 있는지 모르는 경우가 더 많아 각각의 약제에 대해 간단히 소개합니다.

✚ 오메가 3

오메가 3 제제는 등푸른 생선이나 해산물에서 추출한 오메가 3 지방산을 포함하고 있는 제품을 말합니다. 즉, 쉽게 말하면 등푸른 생선의 기름 중 불포화 지방산을 순수하게 정제 응축한 제품인 것입니다. 오메가 3 지방산은 혈압을 낮추고 혈중 지질 농도를 낮추고 항염증, 항응집 효과가 있어 장기간 해산물 위주의 식사를 하였을 때 뇌졸중 예방에 도움이 될 것이라고 기대되고 있습니다. 그러나 단기간 오메가 3 지방산을 직접적으로 섭취하였을 때의 뇌졸중 예방효과나 회복에 대해서는 뚜렷한 관계가 밝혀져 있지 않습니다.

✚ 글루코사민

뇌졸중 환자 중에는 고령의 환자가 많다 보니 관절염 때문에 글루코사민을 먹는 경우가 종종 있습니다. 관절염에는 글루코사민이 긍정적인 효과가 있는 것으로 알려지고 있으나 뇌졸중과의 직접적인 관계는 없습니다. 또한 간접적으로 글루코사민은 혈당을 상승시킬 수 있어 당뇨나 동맥경화증을 악화시킬 수 있으므로 당뇨병이 같이 있는 환자는 주의를 요합니다.

✚ 은행잎 제재

은행잎 추출물을 포함하고 있는 여러 약제들의 경우 그 기전은 뚜렷이 알려져 있지 않으나 치매, 우울증, 동맥경화증, 뇌혈관질환 등 여러 신경계질환 예방에 효과가 있는 것으로 알려지고 있습니다. 뇌졸중 회복에 있어서는 도움이 된다는 보고도 다소 있지만 아직까지 효과가 뚜렷이 입증된 바는 없습니다.

✚ 코엔자임Q10

코엔자임Q10은 본래 체내에 존재하는 물질로 세포호흡에 있어서 필수적인 전자 전달물질입니다. 체내 에너지 생산과 항산화 작용에 중요한 역할을 합니다. 정상인의 경우 음식에서 섭취한 여러 영양소를 이용해서 체내에서 다단계의 합성과정을 거쳐 필요한 만큼 충분히 만들어 집니다. 결핍되는 경우는 유전적 이상이 있는 경우로, 신경과 근육을 침범하는 미토콘드리아 질환이나 파킨슨병과 같은 신경 퇴행성 질환을 일으키는 것으로 알려져 있습니다. 이 같은 신경계 퇴행성 질환으로 코엔자임Q10이 부족한 경우는 약제로 보충하면 효과가 있으나 정상인 혹은 뇌졸중 환자에서 보충할 경우의 효과에 대해서는 밝혀진 바 없습니다.

32 피임약을 먹으면 뇌졸중이 잘 생기나요?

대부분 그렇지 않습니다.

최근의 경구용 피임제는 뇌졸중 위험을 증가시키지 않습니다. 다만 흡연, 고혈압, 당뇨, 편두통, 혈전 색전증의 과거력 등이 있거나 나이가 많은 여성이 경구용 피임제를 사용하면 뇌졸중의 위험이 증가할 수 있습니다. 부득이 이러한 여성이 경구용 피임제를 복용해야 하는 경우에는 전문의와 상의하는 것이 필요합니다.

네 번째
관련 약물 알아보기

33. 폐경 후 호르몬 약물치료를 받고 있습니다. 뇌졸중 예방에 도움이 될까요?

일반적으로 여성에서 뇌졸중 발생은 폐경 후 급격히 증가합니다. 이는 여성호르몬이 뇌졸중 발생 예방에 관계되어 있는데, 폐경이 되면서 여성호르몬이 더 이상 분비되지 않기 때문입니다. 이런 이유로 폐경 후 호르몬 약물치료는 뇌졸중 예방에 효과적일 것으로 기대되었으나, 대부분의 연구 결과 예방효과가 없거나, 오히려 뇌졸중 발생을 증가시킬 수도 있다는 결과가 관찰되었습니다. 따라서 현재까지 뇌졸중 예방 목적으로 폐경 후 호르몬치료를 하는 것은 권장되지 않습니다. 그러나 폐경 후 증후군 등의 다른 이유로, 호르몬치료가 필요한 경우가 있을 수 있습니다. 이러한 경우에는 전문의와 상의 후 약을 복용하시기 바랍니다.

전문가들이 답한다!!

뇌졸중 똑똑하게 극복하는 200 가지 방법

다섯 번째
; 검사하고 진단하기

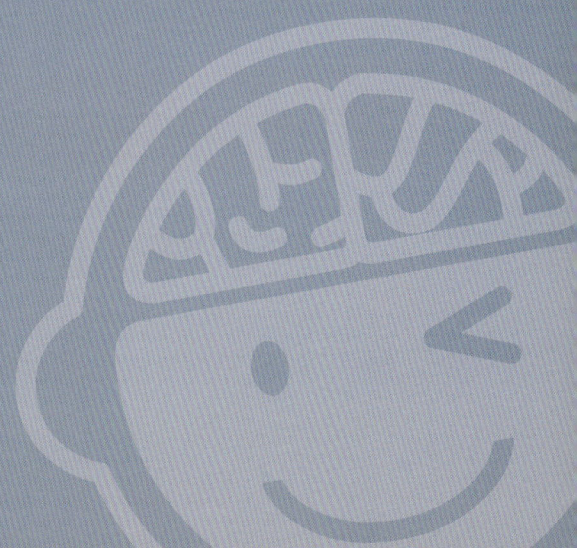

01 뇌졸중이 걱정되는데 어떤 검사를 해야 하나요?

 일반인에게서 뇌졸중의 발생을 예방하기 위해서는 우선 위험요인 유무를 확인해야 하며, 이러한 노력은 성인인 20세부터 시작해야 합니다. 현재 문제는 없더라도 나이가 들면서 언제든지 위험요인이 생길 수 있으며, 특히 뇌졸중의 가족력이 있는 분은 정기적인 검사가 중요합니다. 검사는 크게 위험요인을 확인하는 검사와 뇌졸중 유무를 확인하는 검사로 나눌 수 있습니다.

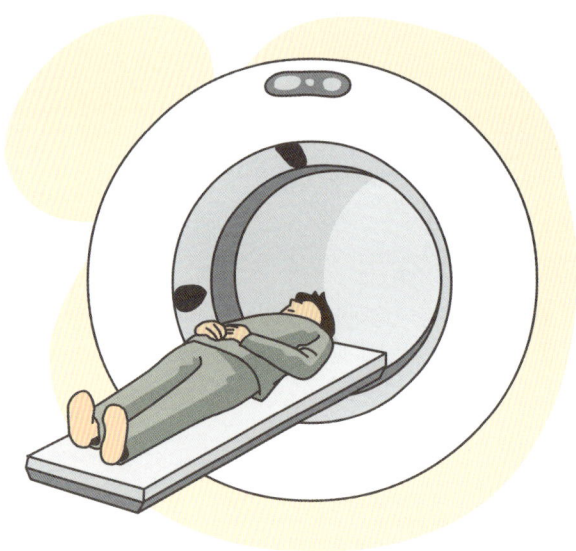

① 위험요인 확인 검사

흡연 여부, 식습관, 음주습관, 운동량 등 생활습관을 체크합니다. 혈압과 신체질량지수, 허리둘레, 그리고 심장이 불규칙하게 뛰는 심방세동 여부를 확인하기 위해 맥박과 심전도를 체크합니다. 혈액검사로는 공복시 혈당과 지질검사를 합니다. 이러한 검사들은 40세 이전까지는 최소 2년에 한 번, 40세 이상이 되면 매년 할 것을 권장합니다.

② 뇌졸중 유무 확인 검사

뇌졸중 여부를 확인하기 위한 검사로는 MRI와 CT 등이 있습니다. 뇌혈관의 이상 유무를 확인하기 위한 검사로는 경두개뇌혈류초음파(TCD)*, 경동맥초음파(CD)*, 자기공명혈관촬영(MRA)*, 전산화단층혈관촬영(CTA)* 등이 있습니다.

*경두개뇌혈류초음파(TCD)
경두개뇌혈류초음파검사란 인체에 무해한 초음파를 뇌혈관에 투과시켜 반사된 음파를 바탕으로 혈류 속도와 뇌혈관의 폐쇄 여부 등에 대한 정보를 얻을 수 있는 검사입니다.

*경동맥초음파(CD)
경동맥초음파검사란 인체에 무해한 초음파를 이용하여 목에 있는 목동맥과 추골동맥의 혈류 속도와 폐쇄 여부, 동맥경화 정도 등에 대한 정보를 얻을 수 있는 검사입니다.

*자기공명혈관촬영(MRA)
자기공명영상을 이용한 MRA는 검사 자체가 안전하고 쉽게 할 수 있다는 장점이 있어서 많이 이용되는 방법이며, 최근에는 장비가 발달함에 따라 영상의 정확도도 높아지고 있습니다.

*전산화단층혈관촬영(CTA)
MRA와 비슷한 장점을 가지고 있으며, 특히 뇌동맥류를 진단하는 데 많이 이용되고 있습니다.

02 CT 촬영이나 MRI 검사는 왜 하나요?

이 검사들은 뇌졸중 여부를 진단하는 데 아주 유용합니다. 뇌졸중은 뇌혈관의 이상에 의해서 갑작스럽게 팔다리 마비, 감각 이상, 언어장애 등의 증상이 발생하는 병입니다. 증상만으로도 대략적인 진단이 가능하지만, 혈관이 터져서 발생한 뇌출혈인지 아니면 혈관이 막혀서 발생한 뇌경색인지 알기는 어렵습니다.

두 질환은 처음부터 전혀 다른 치료를 해야 하기 때문에 치료가 시작되기 전에 두 질환을 구분하는 것이 아주 중요하므로, 반드시 전산화단층촬영(CT)이나 자기공명영상(MRI) 검사를 시행해야 됩니다.

03 CT 촬영을 했는데, 왜 또 MRI 검사를 해야 하나요?

보통 응급실에 내원하면 MRI 검사보다는 먼저 CT 촬영을 시행하는 경우가 많습니다. 그 이유는 대부분의 병원에서 24시간 내내 응급 CT 촬영이 가능하며, MRI 검사에 비하여 뇌출혈을 진단하는 데 더욱 효과적이기 때문입니다. 대부분의 경우 CT 촬영 후 일단 응급치료 방침을 결정할 수 있습니다. 이 후 MRI 검사를 하면 좀 더 정밀하게 뇌경색이 생긴 위치나 그 크기를 확인할 수 있고, 뇌경색을 확진할 수 있습니다. 또한 혈관의 이상을 확인할 수 있는 자기공명혈관촬영(MRA) 검사를 같이 할 수 있는 장점도 있어 뇌경색이 의심되면 정밀한 추가 검사로 MRI 검사를 시행하게 됩니다.

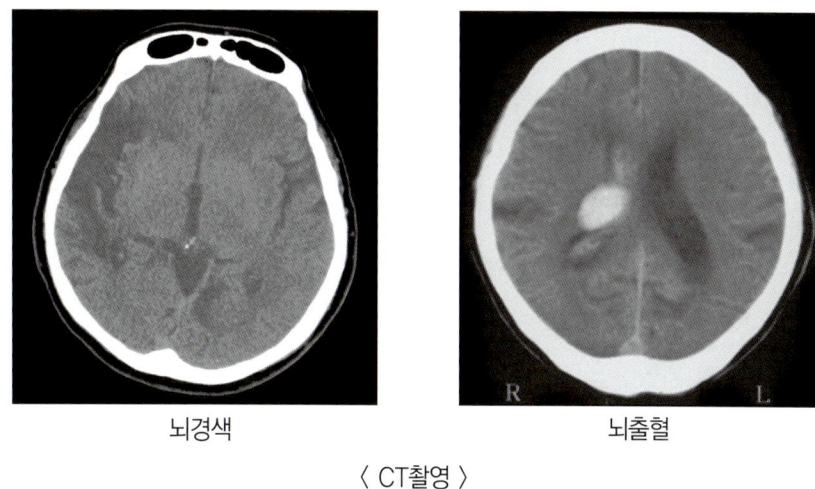

뇌경색　　　　　　　　뇌출혈

〈 CT촬영 〉

04 병원에서 검사를 했는데 괜찮다고 합니다. 앞으로도 괜찮을까요?

현재 MRI나 MRA가 정상이라고 해서 앞으로 뇌졸중이 오지 않는 것은 아닙니다. 뇌혈관질환은 갑작스럽게 생기는 질환이며, 현재는 위험요인이 없다고 하더라도 나이가 들면서 생길 수 있으므로, 정기적으로 위험요인을 체크해야 합니다. 또한 고령이신 분들은 특별한 위험요인 없이도 뇌졸중이 생길 수 있습니다. 위험요인이 있는 경우에는 언제든지 뇌혈관의 이상이 생길 수 있으므로, 정기적인 검사가 필요할 수 있습니다.

05 뇌졸중이라고 알고 있는데, 왜 또 다른 검사를 하나요? 진단이 되지 않았나요?

뇌졸중이란 병은 진단 자체가 어렵지는 않습니다. 문제는 왜 혈전*이 생겨서 뇌경색을 일으키고, 혈관이 터지는 뇌출혈이 발생했느냐 입니다. 뇌졸중은 재발할 수 있기 때문에, 원인을 알고 그에 맞는 대처법을 찾아야 합니다. 많은 환자들이 평소에는 잘 모르고 있다가 뇌졸중으로 입원하여 검사하는 도중에 뇌졸중 관련 질환들을 발견하게 됩니다.

고혈압은 혈압을 평소에 재보지 않으면 모르고 지냅니다. 당뇨병, 고지혈증 등은 평소 혈액검사 등을 하지 않았다면 잘 모르고 지내며, 심방세동이나 심장질환들 또한 심전도검사나 심장초음파검사 등을 통해 종종 발견됩니다. 경동맥 협착 또한 경동맥초음파검사를 해보지 않으면 뇌졸중이 발생되기 전까지는 전혀 증상이 없으므로 알 수 없습니다. 따라서 원인을 찾기 위한 여러 가지 검사들을 하게 되며, 그 결과에 따라 예방치료를 어떻게 할지 결정하게 됩니다.

*혈전

혈전이란 쉽게 풀이하면 '피떡' 이라고 합니다. 원래 혈관 안에서는 혈전이 잘 생기지 않습니다. 그러나 동맥경화가 있는 혈관 내벽이 상하거나 심방 부정맥이 있을 때와 같은 병적인 상태에서는 혈관 안에서 혈소판과 섬유소 등 피를 굳게 하는 것과 관련된 성분들이 서로 엉겨 붙어서 끈적거리는 혈전이 만들어집니다. 이렇게 만들어진 혈전은 혈관 내 혈액의 흐름을 타고 돌아다니게 되고, 그러다가 혈전의 크기에 맞는 뇌혈관에 들어가 혈관을 막으면, 뇌경색이 발생하게 됩니다.

06. 뇌졸중 예방을 위해 검사한 CT/MRI 에서 무증상 뇌졸중 또는 백색질 변화가 관찰된다고 합니다. 어떻게 할까요?

최근 들어 진단 기술의 발전과 뇌졸중에 대한 관심의 증가로 예방목적으로 전산화단층촬영(CT)이나 자기공명영상(MRI) 검사를 시행하시는 분들이 많습니다. 이 경우 뇌졸중 병력이 없는 건강하신 분들에서도 무증상 뇌졸중 병변이 관찰되는 일이 많은데, 최근 연구에 따르면 60~90세의 노인 인구의 20% 정도에서 이러한 병변을 발견할 수 있다고 합니다. 백색질 변화 또한 나이가 들어감에 따라 흔하게 발견되는데, 85세에 이르면 거의 100%에서 발견된다고 합니다.

뇌자기공명영상에서 무증상 뇌졸중이나 백색질 변성이 있을 경우, 이후 증상을 동반하는 뇌졸중이 발생할 위험성이 증가되는 것으로 알려져 있습니다. 그러나 뇌졸중 예방을 위하여 약물치료를 할 것인지는, 다른 동반된 뇌졸중 위험요인들을 고려하여 결정해야 하므로 전문의와 상의하시는 것이 필요합니다.

07 뇌졸중 환자에게 뇌혈관검사는 왜 하나요?

　뇌혈관검사는 뇌경색 환자에게서 혈관이 좁아지거나 막힌 곳을 확인하는 데 있어 아주 중요한 검사입니다. 뇌출혈의 경우에는 뇌동맥류*나 동정맥 기형*과 같은, 뇌출혈을 일으킨 원인을 찾는 데 필수적인 검사입니다. 뇌혈관을 검사할 수 있는 방법은 디지털감산혈관촬영(DSA)과 자기공명혈관촬영(MRA) 및 전산화단층혈관촬영(CTA) 같은 것들이 있습니다.

*뇌동맥류
뇌동맥 벽이 약해져 뇌동맥이 꽈리처럼 돌출, 풍선처럼 확장된 모양을 띠는 것을 말합니다. 인구의 3~5%가 증상 없이 가지고 있습니다. 인구 10만 명당 약 10명에서 뇌동맥류 파열로 인한 지주막하출혈이 발병되며, 생명에 지장을 주거나 장애를 일으킬 수 있습니다. 크기가 클수록 출혈의 위험성이 높아집니다.

*동정맥 기형
뇌혈류는 큰 동맥, 작은 동맥을 거쳐 모세혈관을 통과한 다음 작은 정맥, 큰 정맥 순으로 흐르게 됩니다. 그러나 뇌혈관 발생 과정에서 모세혈관이 발생되지 않아 뇌혈류가 모세혈관을 거치지 않고 동맥에서 바로 정맥으로 흐르게 되는 혈관 기형을 동정맥 기형이라고 합니다. 따라서 동맥 내의 높은 압력이 바로 정맥으로 전달되기 때문에 쉽게 터져 뇌출혈을 잘 유발할 수 있습니다.

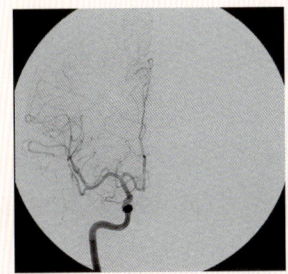 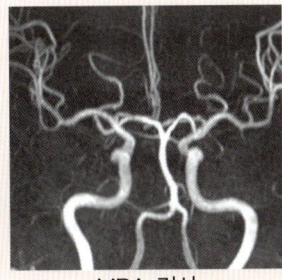 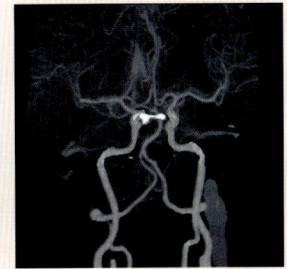

DSA 검사   MRA 검사   CTA 검사

디지털감산혈관촬영(DSA)

DSA는 일반적으로 다리의 동맥을 통하여 작은 관을 삽입한 후 조영제를 주사해서 뇌혈관을 직접 촬영하는 방법입니다. 골반과 대퇴의 연결 부위에 국소마취를 시행한 후 굵은 동맥을 뚫어 안내 철사(guide wire)를 혈관 내로 삽입합니다. 안내 철사를 통해 가느다란 관을 삽입한 후 조영제를 투여하여 조영제가 혈관을 통과하는 과정을 사진을 찍어 관찰하게 됩니다. 드물게 뇌경색이나, 관을 삽입한 혈관 부위의 혈종 등 합병증의 위험이 있기는 하지만 뇌혈관을 검사하는 방법 중 가장 정확합니다.

자기공명혈관촬영(MRA)

자기공명영상을 이용한 MRA는 검사 자체가 안전하고 쉽게 할 수 있다는 장점이 있어서 많이 이용되는 방법이며, 최근에는 장비가 발달함에 따라 영상의 정확도도 높아지고 있습니다.

전산화단층혈관촬영(CTA)

MRA와 비슷한 장점을 가지고 있으며, 특히 뇌동맥류를 진단하는 데 많이 이용되고 있습니다.

08 뇌혈관초음파검사는 무엇인가요?

혈관촬영 이외에 뇌혈관을 검사할 수 있는 방법으로는 초음파를 이용한 방법이 있습니다. 경동맥초음파검사는 주로 목 부위에 위치한 목동맥의 검사에 이용됩니다. 목 부위의 혈관만을 검사할 수 있다는 단점이 있지만 초기 혈관벽의 동맥경화증을 발견하는 데 있어서는 다른 혈관촬영검사보다 예민하다는 장점이 있습니다.

또 다른 초음파검사로는 경두개뇌혈류초음파검사가 있습니다. 경두개도플러초음파검사는 경동맥초음파검사처럼 뇌혈관을 직접적으로 보지는 못하지만 간접적으로 혈액이 혈관 속을 지나는 속도 및 방향 등을 측정하여 혈관의 이상을 알아낼 수 있습니다. 또한, 경동맥초음파검사와는 달리 머리뼈 안쪽의 혈관까지도 검사할 수 있다는 장점이 있습니다.

09 뇌졸중 환자인데 심장에 대한 검사는 왜 하나요?

심장의 이상은 뇌경색의 중요한 발병 원인 중의 하나이며, 뇌경색 환자의 5명 중 1명에서 심장질환이 뇌경색을 일으킨 원인이 됩니다. 따라서 혈전을 만들 수 있는 심장질환에 대한 검사는 뇌경색 위험요인의 검사 및 치료, 재발 방지를 위해서 필수적이라고 할 수 있습니다.

심장에 대한 검사로 가장 쉽게 시행할 수 있는 것은 일반적인 심전도검사입니다.

심전도검사만으로도 맥박이 불규칙하게 뛰는 현상인 부정맥, 특히 심방세동을 쉽게 진단할 수 있습니다. 어떤 때에는 부정맥이 잠깐만 있다가 없어지기도 합니다. 일반적인 심전도검사는 잠깐 동안만 심장 뛰는 것을 체크하기 때문에 잠깐만 있다가 없어지는 부정맥은 발견되지 않을 수 있습니다. 이런 부정맥을 찾기 위해서 24시간 동안 지속적으로 심전도검사를 하기도 합니다.

심장초음파검사는 심장판막질환 등 심장 자체의 구조적인 이상 및 심장 내의 혈전을 발견하기 위해서 시행합니다. 심장초음파검사는 초음파를 이용하여 가슴에 젤리를 바른 후 가슴 표면 위에 작은 탐촉자를 놓고 심장 위를 따라 움직여가며 심장 구조를 관찰합니다. 검사 중 환자가 느끼는 불편함은 없습니다. 어떤 때는 위내시경검사처럼 초음파 탐촉자를 식도를 통해 넣어 심장 부위를 관찰하기도 합니다. 이를 경식도 심장초음파검사라고 하는데, 보통 경식도 심장초음파검사를 하면 뇌경색의 원인을 더 잘 찾을 수 있습니다.

최근에는 심장 CT를 하기도 합니다. CT나 MRI처럼 모든 뇌졸중 환자가 받는 검사는 아니지만, 일부 환자에게 자신의 혈관 상태를 파악하는 데 큰 도움이 됩니다. 뇌혈관에 동맥경화증이 있는 분들은 심장에 혈액을 공급해주는 관상동맥에 동맥경화증을 동시에 가지고 있는 경우가 많습니다. 관상동맥에 동맥경화증이 있으면 심근경색이라는 병이 생길 수 있습니다. 심장 CT를 하면 힘들지 않게, 관상동맥에 동맥경화증이 있는지를 확인할 수 있습니다. 또한 심장 내 다른 병도 진단이 가능한 경우들이 많기 때문에, 뇌졸중 환자 중에 나이가 많거나 고혈압, 당뇨, 고지혈증, 흡연 등과 같은 위험요인을 가지고 있어서 심혈관질환의 위험이 높은 환자들에게 시행하기도 합니다.

10 입원 중에 여러 가지 혈액검사를 하는데 뇌졸중과 무슨 연관이 있나요?

뇌졸중의 위험요인인 당뇨병과 고지혈증에 대한 검사를 위해서 혈당, 총 콜레스테롤, 저밀도 콜레스테롤, 고밀도 콜레스테롤, 중성지방 등을 측정합니다. 또 뇌졸중은 염증이나 혈액의 과응고 상태 등에 의해서도 발생하게 되는데, 이런 원인은 없는지 혈액검사를 통해서 확인하게 됩니다.

그리고 입원 중에 항응고제인 헤파린이나 와파린(쿠마딘) 등의 약물 치료를 받는 경우, 약물 효과를 모니터링하기 위해 자주 혈액검사를 시행해야 합니다. 이들 약물은 혈전이 생길 때 작용하는 응고인자의 기능을 억제하는 약으로, 적절한 농도를 유지하는 것이 뇌졸중 예방효과 및 출혈위험 방지에 매우 중요하기 때문에 약물효과 모니터링이 반드시 필요합니다.

11 말초동맥에 대한 동맥경화 여부 검사를 권합니다. 검사를 해보는 것이 좋을까요?

뇌혈관 동맥경화에 의한 뇌경색인 경우, 동맥경화가 뇌혈관에만 생기는 것이 아니라 심장혈관 및 말초혈관에서도 생길 수 있습니다. 한 연구에 의하면 말초동맥에 동맥경화증이 있을 경우, 없는 사람에 비해 3배 이상 뇌졸중과 심근경색이 더 잘 발생한다고 합니다. 말초동맥에 동맥경화증이 심해져 피가 잘 안 통하게 되면 파행(어느 정도 걸어가면 양 하지 통증으로 걷지 못하게 되는 것)이 발생하며 약 5%는 수술이나 스텐트 삽입을 통한 재관통술이 필요하고 심한 경우 다리를 절단하는 경우도 생깁니다. 요즈음 간단한 검사만으로도 말초혈관의 동맥경화 및 경직도를 측정할 수 있기 때문에 검사를 받아보시는 것이 도움이 됩니다.

12 뇌졸중 환자에게 시행되는 그 밖의 검사에는 어떤 것이 있나요?

혈관이 좁아지거나 막힌 경우에 뇌경색 및 뇌경색 주위의 조직으로 뇌혈류가 얼마나 잘 공급되는지를 보기 위한 검사로서 양전자방출단층촬영(PET)*, 단일양자방출전산화단층촬영(SPECT)*, 자기공명관류검사*, 전산화단층관류검사* 등의 특별한 검사를 시행하기도 합니다. 음식물을 삼키는 데 장애가 있는 환자에게서 삼키는 기능을 파악하기 위하여 삼킴곤란검사를 시행하기도 합니다. 심부정맥 혈전증*이 의심되는 환자에게서 초음파나 정맥혈관촬영을 시행하여 정맥 내 혈전의 유무를 확인하기도 합니다.

*양전자방출단층촬영(PET)

뇌의 대사활동 정도와 뇌혈류량을 보기 위해 시행하는 검사입니다. 원리는 다음과 같습니다. 양전자 변환을 일으키는 동위원소로부터 방출되는 양전자는 가까이 있는 전자와 결합하여 소멸하면서 에너지를 방출하게 됩니다. 이런 원리를 이용하여 환자에게 이와 같은 동위원소 표지 화합물을 투여하고 인체 주위에 배열한 여러 감마선 검출기를 써서 방출되는 소멸방사선을 검출하여 양전자를 방출한 동위원소의 위치 정보를 얻는 영상 기술입니다. 최근에는 PET 검사의 이런 특징 때문에 암 진단에 많이 쓰이기도 합니다.

*단일양자방출전산화단층촬영(SPECT)

단일양자방출을 이용, 방출되는 소멸 방사선을 검출하여 뇌혈류량을 확인하는 검사입니다.

*자기공명관류검사

일정 물질을 뇌혈관 내에 투입시킨 후 MRI를 이용하여 뇌조직의 관류 상태를 영상화하는 검사입니다. 소요 시간이 매우 짧고, 검사 방법이 쉬우며, 뇌의 모습을 아주 세밀하게 볼 수 있는 장점이 있습니다.

*전산화단층관류검사

일정 물질을 뇌혈관 내에 투입시킨 후 CT를 이용하여 뇌조직의 관류 상태를 영상화하는 검사입니다.

*심부정맥 혈전증

혈전이 다리 같은 곳의 깊숙한 곳에 있는 정맥을 막아서 발생하는 일련의 증상을 말합니다.

여섯 번째
; 입원·치료하기

01 뇌혈관이 막힌 경우, 막힌 혈관을 뚫어주는 치료가 있다는데요?

혈관을 막고 있는 혈전을 약으로 녹일 수 있습니다. 이런 것을 혈전용해치료라고 합니다. 혈전용해치료는 모든 환자에게 가능한 것은 아닙니다. 빨리 병원에 도착한 경우만 가능하며, 출혈의 위험이 적고 빠른 시간에 약물투여가 가능한 경우에만 시행합니다. 이러한 목적으로 사용되는 약물인 혈전용해제는 정맥주사를 통해서 투여

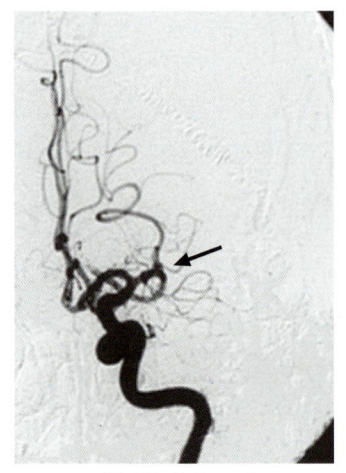

혈전용해치료 전

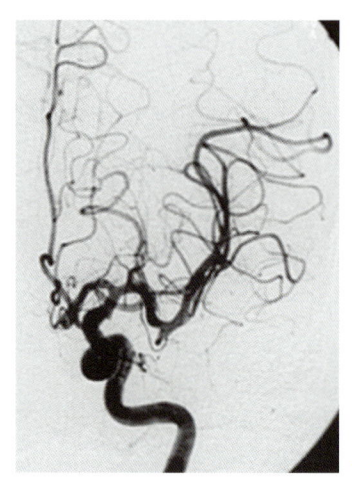

혈전용해치료 후

▶ 동맥 내 혈전용해치료. 좌측 사진에서 혈관이 막힌 곳(화살표)을 혈전용해제로 치료하여 우측에서와 같이 막힌 혈관이 뚫리게 됨.

할 수도 있고, 일부에서는 디지털감산혈관촬영을 이용하여 동맥을 막고 있는 혈전을 확인한 후 동맥 내로 투여할 수도 있습니다. 동맥 내 혈전용해치료는 준비 시간이 오래 걸리고, 기술과 장비가 갖추어진 일부 병원에서만 치료가 가능한 단점이 있지만 정맥 내 혈전용해제 투여에 비하여 막힌 혈관을 뚫는 효과는 높은 것으로 알려져 있습니다. 정맥 내 치료와 동맥 내 치료의 장단점을 고려하여 두 가지 치료를 병행하는 경우도 있습니다. 최근에는 혈전을 약물로 녹이는 것이 어려운 경우에는 혈전 자체를 혈관 내에서 부수거나, 아니면 특수한 장비를 이용하여 혈관 밖으로 혈전을 끄집어 내는 치료도 시도되고 있습니다.

02 뇌경색이 생기면 언제든지 혈전용해치료를 하면 좋지 않을까요?

언뜻 생각하기에는 아무 때나 혈전을 녹여 주기만 하면 될 것 같지만, 실제로는 그렇지 않습니다.

혈관이 막혀서 피가 통하지 않으면 산소와 영양의 공급이 되지 않아 뇌세포들이 죽기 시작합니다. 어느 정도 이상 시간이 지나면 뇌세포가 이미 다 죽어버려 피가 다시 흘러도 살아날 수가 없게 됩니다. 즉, 세포가 죽어버리기 전에 빨리 혈전을 녹여서 혈액이 다시 공급되도록 해주어야 합니다. 그런데 혈전용해제를 사용하면 평상시보다 출혈의 위험이 높아집니다. 그래서 약을 썼을 때의 이득과 위험을 잘 따져서 사용해야 합니다. 이러한 위험 때문에 혈전용해제를 사용하는 치료는 모든 환자에 적용되는 것이 아니라 미리 정해진 기준에 맞는 환자에게만 사용하게 됩니다. 가장 중요한 것은 혈관이 막혀서 증상이 발생한 후부터 혈전용해제 투여가 시작되는 시간인데 현재까지는 증상이 발생한 후 3시간 이내에 약물이 투여될 수 있는 경우에만 혈전용해제를 사용할 수 있는 것으로 정해져 있습니다.

  동맥 내 혈전용해제 투여 및 기계적인 혈전제거술도 각각의 정해진 기준이 있으므로 주치의와 상의하여 결정해야 합니다.

  혈전용해제치료 시작까지의 시간이 짧으면 짧을수록 출혈의 위험성이 적고, 효과가 좋은 것으로 알려져 있기 때문에 뇌졸중의 증상이 발생하면 가능한 빨리 혈전용해제로 치료를 할 수 있는 병원 응급실로 가서야 합니다.

03 좁아진 뇌혈관을 넓혀주는 치료가 있다는데 어떤 것인가요?

  좁아진 혈관을 넓혀주는 치료들은 목동맥*을 포함한 목 부위의 혈관이 심하게 좁아진 경우에 시도되고 있습니다. 수술로서 좁아진 목동맥 혈관을 넓히거나 또는 혈관조영술을 통해서 좁아진 혈관을 풍선으로 확장시키고 그물망을 넣어서 넓히기도 합니다. 이러한 치료는 뇌졸중을 예방하기 위해서 합니다. 최근에는 목 부위의 혈관 외에 뇌 안의 혈관이 좁아진 경우에도 풍선으로 확장하거나 그물망을 넣는 치료를 하기도 합니다. 그러나 치료에 따르는 위험성이 높기 때문에 모든 환자에서 시행하지는 않고 정해진 기준에 맞는 경우에만 치료를 합니다.

이와 같은 혈관을 넓혀주는 치료는 모든 환자에게 도움이 되는 것은 아니고 혈관 검사를 통해서 어느 기준 이상으로 좁아진 환자에 국한되어서 치료를 합니다. 혈관이 완전히 막힌 경우에는 약물치료를 우선으로 합니다만, 드물게 수술적인 방법으로 우회혈관을 만들어서 혈류를 공급하는 시술을 하기도 합니다.

*목동맥
목동맥이란 심장에서 뇌로 가는 동맥 부위 중 목 부위를 지나가는 동맥으로 온목동맥이 내경동맥, 외경동맥으로 나눠져서 주행하게 됩니다. 이 온목동맥, 내경동맥, 외경동맥을 합쳐서 목동맥이라고 합니다. 내경동맥은 뇌 안으로 들어가서 뇌에 혈액을 공급해주고, 외경동맥은 뇌 밖의 얼굴 같은 곳에 혈액을 공급해 줍니다.

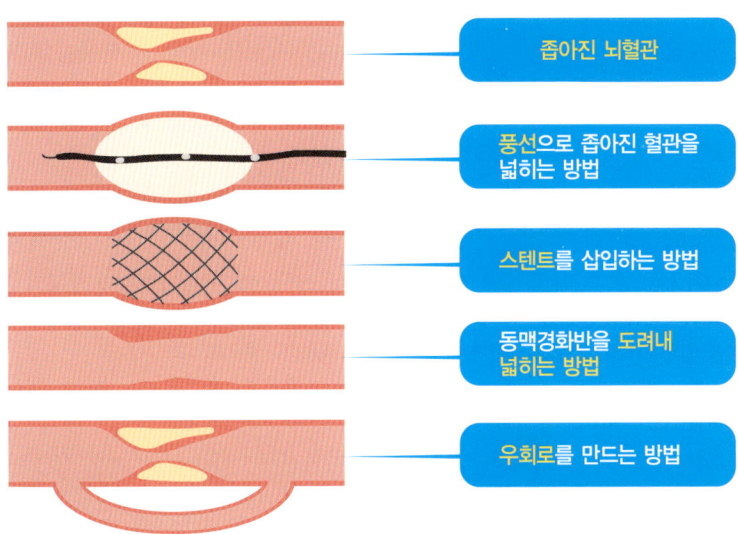

04 뇌출혈의 경우에는 무조건 수술을 해야 하나요?

　뇌실질 내 출혈은 뇌졸중 중 사망률이 가장 높은 것으로 알려져 있으며, 수술적인 치료와 비수술적인 치료를 병행합니다. 출혈량이 적거나 신경학적 장애가 경미한 경우, 또는 반대로 신경학적 장애가 너무 심한 상태일 경우에는 수술적인 치료보다는 약물로 치료합니다. 반면에 소뇌출혈의 경우에는 치료 방침이 달라서 뇌출혈의 양이 많은 경우에는 우선 수술을 고려합니다.

　그러나 가장 흔한 지주막하출혈 환자에서 뇌동맥류*가 원인이 된 경우에는 치료를 위해 뇌동맥류를 클립으로 막는 뇌수술을 하게 되는데, 최근에는 뇌수술이 아닌 혈관조영술을 통해서 뇌동맥류 내부를 코일 등으로 막아주는 방법을 이용해서 치료하기도 합니다. 또한 혈관이 수축되어 혈류의 공급이 차단되는 경우를 예방하기 위하여 혈관수축 억제 약물을 사용합니다.

*뇌동맥류
뇌동맥 벽이 약해져 뇌동맥이 꽈리처럼 돌출, 풍선처럼 확장된 모양을 띠는 것을 말합니다. 인구의 3~5%가 증상 없이 가지고 있습니다. 인구 10만 명당 약 10명에서 뇌동맥류 파열로 인한 지주막하출혈이 발병되며, 생명에 지장을 주거나 장애를 일으킬 수 있습니다. 크기가 클수록 출혈의 위험성이 높아집니다.

05 뇌경색이 뇌반구의 2/3 이상이라고 합니다. 2~3일 뒤에 뇌부종으로 인해 생명이 위험해 질 수 있다고 합니다. 이유가 뭔가요?

팔, 다리를 부딪히거나 해서 외상을 입으면, 시간이 지나면서 그 부위가 부어 오릅니다. 혈관이 막혀서 손상된 뇌조직도 시간이 지나면서 부어 오르게 됩니다. 그러나 팔, 다리와는 달리, 머리뼈 안에는 충분한 공간이 없기 때문에, 뇌가 부어 오르게 되면, 머리 바깥쪽이 아닌 머리 안쪽으로 붓게 되어, 손상되지 않은 뇌조직과 혈관을 누르게 됩니다. 이렇게 되면 정상이었던 뇌조직도 손상을 받게 됩니다. 이런 경우 붓기를 가라앉히는 약물을 사용하게 되고, 경우에 따라서는 수술이 필요하기도 합니다.

그렇지만 이렇게 붓는 과정이 멈추지 않고 지속되게 되면, 머리 중심부에 있는 뇌간과 혈관까지 누르게 되는데, 이 부위는 생명징후를 조절하는 부위이므로 이런 상황까지 진행되면 생명이 위험할 수 있습니다.

06 뇌부종으로 수술을 받아야 한다고 합니다. 수술을 받으면 좋아지나요?

뇌부종으로 인해 뇌간까지 눌리게 되면, 생명이 위험하다는 말은 위에서 언급했습니다. 이렇게 되기 이전에 머리뼈를 떼어내 주는 수술을 하면, 뇌가 머리뼈 바깥쪽으로 붓게 할 수 있으므로 뇌간을 누르지 않게 됩니다.

뇌가 붓는 과정은 매우 급박하게 진행될 수 있으므로 수술의 시기가 아주 중요하며, 뇌간의 손상이 진행된 후에는 수술을 받더라도 소용이 없습니다. 이 수술은 뇌경색을 호전시키는 목적이 아니라 뇌의 부종을 머리뼈 바깥쪽으로 빼주기 위한 목적으로, 뇌간 압박으로 인한 사망을 막기 위한 것입니다. 일단 수술이 필요한 상황이라고 판단된다면, 수술을 받지 않으면 생명이 위험할 수 있습니다.

07 중환자실에 있습니다. 현재 호흡기를 끼우고 있는데 기관절개술을 하자고 합니다. 해야 합니까?

의식이 나빠지거나 호흡이 좋지 않은 환자에서 기도를 유지하기 위해서 기관내 삽입을 하게 됩니다. 단기간에 회복되면 삽입된 관을 뺄 수 있지만, 1~2주 이상 길게 유지해야 할 때는 관 자체가 주위 기도에 손상을 줄 수도 있고, 가래를 빼는 데에도 어려움이 있을 수 있습니다. 이러한 경우에는 기관지 절개술이 필요합니다. 보호자가 보기에 좋아 보이지는 않겠지만, 환자에게는 호흡이 더 편하며 가래를 제거하기도 쉬워서 치료에 도움이 됩니다.

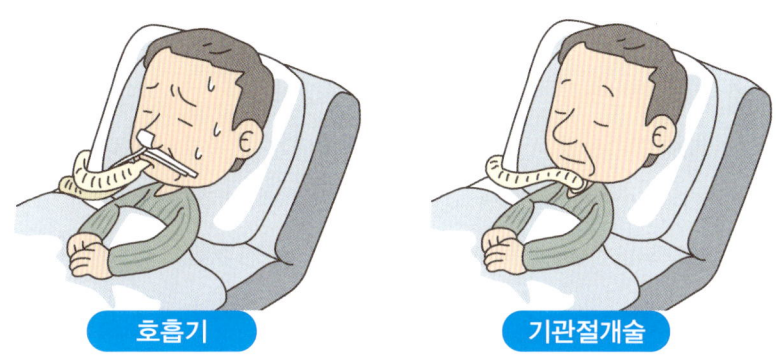

호흡기 　　　　　 기관절개술

08 뇌졸중 증상이 약한데 꼭 입원해야 하나요?

뇌경색의 급성기에는 증상이 악화될 수 있습니다. 또 다른 부위에 뇌경색이 생기거나 뇌경색에 의해 죽은 뇌세포에 부종이 생기면서 주변의 살아있는 신경을 압박하기도 합니다.

뇌경색 예방에 쓰이는 항혈소판 제제 또는 항응고제는 복용 시 출혈의 위험이 있는데, 죽은 뇌세포들은 구조적으로 취약하기 때문에 뇌출혈이 일어나는 경우도 있습니다. 또한 입원 기간 동안 뇌졸중의 또 다른 위험요인이 발견되는 경우도 종종 있기 때문에 위험요인 교정을 위해서라도 전문적인 치료를 받는 것이 중요하겠습니다.

일과성 뇌허혈 발작이라는 증세도 있습니다. 이는 뇌경색처럼 혈액이 공급되지 못하는 점은 같지만 막힌 기간이 짧아 신경세포가 죽기 직전에 혈액이 다시 공급되어 신경세포가 본래 기능으로 회복되어 생기는 현상입니다. 증상은 뇌경색 증상과 같지만 24시간 이내(대부분 몇 시간 이내)로 지속되다가 감쪽같이 없어지는 것이 뇌경색과 다른 점입니다. 이러한 일과성 뇌허혈 발작을 경험한 환자가 별 것 아니라고 생각하고 병원에 오지 않았을 경우 10명에 1명은 3개월 내에 뇌경색이 발병합니다. 이 가운데 반 이상에서 2일 이내에 뇌경색이 발생하기 때문에 최대한 빨리 병원에 가서 전문의의 진찰을 받고 뇌경색이 발생하지 않도록 예방치료를 받아야 합니다.

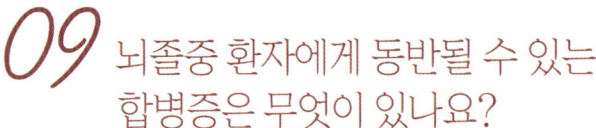

09 뇌졸중 환자에게 동반될 수 있는 합병증은 무엇이 있나요?

잘못 삼키거나 사래가 들릴 때 폐렴이 흔히 발생할 수 있습니다. 이를 예방하기 위해 삼킴곤란증상이 있는지 미리 확인하고 약물복용이나 식사를 시작하게 되며, 콧줄(비위관)을 이용하기도 합니다. 또한 배뇨를 위한 소변줄을 삽입한 경우에 요로감염이 흔하게 발생하며, 그 밖에 마비가 심한 경우에 자세 변경을 자주 해주지 않으면 욕창이 발생할 수 있고, 욕창발생 부위가 감염될 수 있습니다.

그 외에 다리의 마비가 심할 때는 심부정맥 혈전증이 생길 수 있습니다. 심부정맥 혈전증을 가지고 있는 환자에게는, 드물지만 아주 위험한 합병증으로 다리에 있던 혈전이 폐의 혈관을 막아 버리는 폐색전증이 발생할 수 있습니다.

뇌졸중 발생 후에 처음 며칠 사이에는 발작이 발생하기도 하는데, 대부분은 처음 24시간 이내에 발생하고 전신성 발작보다는 부분 발작이 흔합니다. 뇌졸중으로 다리의 마비가 있거나 운동 실조증이 있는 경우에는 침상에서 내려오거나 걸음을 걸을 때에 넘어질 수 있는 위험성이 높습니다. 이러한 낙상사고는 골절을 유발할 수 있고, 항응고제 등을 투여하고 있는 경우에는 출혈로 이어질 수 있으므로 항상 보호자의 도움을 받아 움직이는 것이 좋습니다.

합병증이 발생하면 합병증 자체로도 위험하지만 뇌경색의 증상도 악화시킬 수 있기 때문에 합병증 방지와 적절한 치료가 매우 중요합니다. 각각에 대해서는 이후 더 자세히 설명 드리겠습니다.

뇌졸중 환자에게서 동반되는 합병증	
폐렴	삼킴곤란증상으로 인해 발생
요로감염	배뇨를 위한 소변줄을 삽입한 경우에 발생
욕창	잘못 움직이는 환자가 체위변경을 자주 못하면 발생
심부정맥 혈전증	다리마비가 심하면 잘 발생
폐색전증	다리에 있던 혈전이 폐동맥을 막음
발작	뇌손상으로 이차적으로 발생

10 왜 자꾸 열이 나는 건가요?

　뇌졸중 자체가 열이 나게 하는 경우도 있습니다만, 뇌졸중으로 인해 발생하는 합병증 때문에 열이 나는 경우가 더 많습니다. 삼킴곤란증상이 있어서 폐렴이 생기거나, 소변문제로 인해 요로감염이 생기는 등 감염이 생기면 열이 날 수 있습니다. 그래서 최대한 이러한 합병증을 줄이기 위해 감염 발생 위험이 있는지 여부를 미리 확인하고 이에 대한 처치를 하지만, 예기치 않게 합병증이 발생할 수도 있습니다. 예를 들어, 삼킴곤란증상의 경우 환자의 증상 또는 진찰로 미리 확인하여 콧줄 삽입 여부를 결정하지만, 증상이 없고 진찰로도 확인이 되지 않음에도 불구하고 폐로 음식물이나 물이 넘어가게 되는 무증상 흡인 현상이 뇌졸중 환자의 20% 이상에서 나타난다는 연구결과도 있습니다.

　원인에 관계 없이 열이 나게 되는 경우에는 뇌졸중의 증상이 악화되거나 뇌졸중이 재발할 위험이 커지므로, 얼음주머니를 대거나 해열제를 쓰는 등 열을 낮추는 치료를 받게 됩니다.

11 입원 중에 발작이 생겼습니다. 이것도 뇌졸중으로 인한 증상인가요?

뇌졸중으로 인해 발작이 생길 수 있습니다. 대개 대뇌를 침범한 뇌졸중에서 발생하며, 보통 뇌졸중 발생 2일 이내에(대부분 1일 이내) 생기는 경우가 많습니다. 발작이 발생하면 1/3 가량에서 재발한다는 보고도 있어, 뇌경색의 경우 발작이 발생하면 항경련제를 복용하도록 합니다만, 발작이 생기기 전에 예방적 목적으로 항경련제를 투여하지는 않습니다.

반면에 뇌출혈의 경우에는 급성기에 발작이 발생하지 않아도 일정기간 예방을 위해서 항경련제를 사용하기도 합니다.

12 뇌졸중으로 인해 심장이 나빠질 수도 있나요?

네, 그럴 수 있습니다. 뇌졸중의 발생 위치에 따라 심장의 기능에 영향을 주어 부정맥을 포함한 심장이상을 일으킬 수 있습니다. 또한 동맥경화증이 있는 경우에 뇌경색이 발생한 시기에 관상동맥질환(심근경색 또는 협심증)이 함께 발생할 수도 있습니다. 이는 동맥경화증이 전신의 혈관을 침범하는 질환이기 때문입니다. 그리고 그 동안 모르고 지냈던 심장의 문제를 뇌졸중으로 입원한 후 발견하는 경우도 많습니다.

13 소화도 잘 못하고, 자꾸 토하고, 구토물에서 피가 나와요. 내시경을 했는데 위궤양이 있다고 합니다. 왜 생기죠?

병원에 입원한 환자들 중 집중치료를 받는 경우 급성 출혈성 위염으로 인한 위장관 출혈이 생길 수 있으며, 이러한 경우를 스트레스성 궤양이라고도 합니다. 뇌경색으로 입원한 경우에도 이러한 위장장애가 발생할 수 있으며, 혈소판 제제나 항응고제 등 혈액 응고를 막는 약을 사용하게 되므로 위장관 출혈의 위험이 더 커질 수 있습니다. 뇌졸중의 증상이 심하거나, 환자의 나이가 많은 경우에 위장관 합병증이 더 잘 생긴다고도 합니다. 그리고 증상은 없었지만 위염이나 위궤양을 가지고 있었을 가능성도 있습니다.

14 물 마실 때 자꾸 기침을 합니다. 어떻게 해야 하나요?

뇌졸중이 발생하면 삼키는 근육의 힘이 약해져, 입으로 음식을 먹을 때 식도가 아닌 기관지를 통해 폐로 음식이 넘어갈 수 있습니다. 기관지로 음식이나 물이 넘어가게 되면 폐렴이 발생하게 되며, 이러한 경우 환자의 전신상태가 급격히 악화될 수 있습니다. 뇌졸중의 회복도 늦어지고, 재발할 위험도 높아집니다. 많게는 뇌졸중 환자의 반 가까이에서 이러한 삼킴곤란증상이 발생한다고 알려져 있으며, 이 중 1/3 이상의 환자가 폐렴을 앓게 됩니다.

그러므로 가능한 한 앉은 자세에서 음식이나 물을 드셔야 합니다. 기침을 하거나 목소리가 변하는 경우, 또는 삼키지 않고 입에 물고 있는 경우에는 기도로 음식물이 넘어갈 수 있다는 것을 의미합니다. 그럴 때는 더 이상 입으로 드시게 해선 안 되고 곧바로 간호사나 주치의에게 알려야 합니다. 한 번도 삼킴곤란의 원인에 대한 검사를 하지 않았다면 보다 정확한 원인을 알아보기 위해 삼킴곤란조영술을 해보는 것이 좋습니다. 그리고 이러한 증상이 보이는 경우에는 당분간 콧줄을 끼워서 영양공급 및 약물투여를 하는 것이 안전합니다.

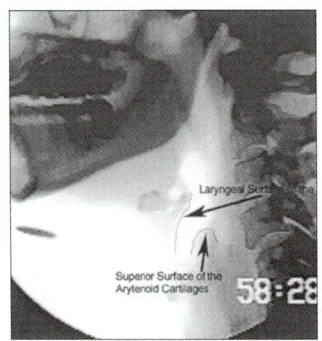 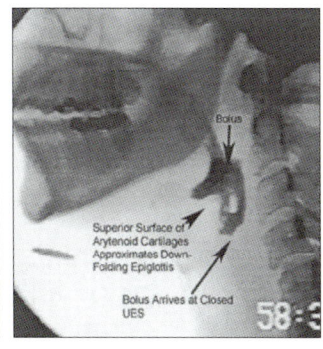 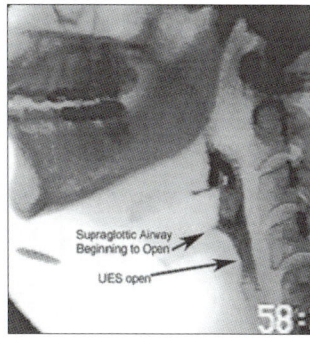

〈 삼킴곤란조영술 〉

15. 콧줄을 통하여 음식을 섭취하고 있습니다. 언제쯤 콧줄을 빼고 식사를 할 수 있을까요?

보통 콧줄이라고 불리는 비위관은 코를 통해 구강, 인두, 식도를 통과하여 직접 위로 음식물을 공급할 수 있는 방법입니다. 뇌졸중 후 삼킴곤란으로 인해 정상적으로 입을 통해 음식을 먹기 어려울 때 사용합니다.

발병 후 절반 이상이 일주일 이내에, 90% 이상이 6개월 이내에 삼킴 기능이 회복되어 콧줄을 뺄 수 있습니다. 그러나 뇌간 또는 양측 대뇌에 뇌졸중이 발생한 경우나 심한 뇌졸중의 경우에는 삼킴곤란의 회복이 잘 안 되어 입으로의 섭취가 힘든 경우도 있습니다. 콧줄을 끼우고 있는 것이 불편하기 때문에 함부로 빼고 입으로 식사를 하려고 하는 경우가 있는데, 폐렴이나 영양부족 등의 합병증을 초래될 수 있으므로 매우 신중해야 합니다.

입으로 음식을 먹을 때 사래가 들리지 않아 폐렴이 발생할 가능성이 거의 없고, 입으로 섭취하는 음식물의 양이 충분하여 콧줄 없이도 충분한 영양을 공급을 할 수 있을 것으로 판단되는 경우에 콧줄을 제거할 수 있습니다.

16 콧줄 때문에 삼키는 것이 더 어려운 것이 아닌가요?

 콧줄은 코를 통해서 인두를 지나 식도, 위까지 내려가 있는 작고 부드러운 관입니다. 급성기 삼킴곤란증상이 있는 뇌졸중 환자에서는 유일한 식사 통로입니다. 하지만 일부 환자를 제외하고, 대부분의 환자들에서는 굵기가 작기 때문에 정상적인 삼킴을 크게 방해하지 않습니다. 오히려 식사를 못해서 영양상태가 좋지 못해지거나 약물치료를 하지 못하는 것이 환자 상태를 악화시키는 요인이 됩니다. 옆에서 지켜보시기에 불편해 보이고, 콧줄이 빠졌을 때 다시 끼우고 하기가 어렵기 때문에 그런 생각이 들지 않았나 생각됩니다.

17 콧줄로 식사하고부터 설사를 해요. 콧줄 때문인가요?

 콧줄을 통해서 유동식을 먹게 되면 초기에는 설사를 하는 경우가 있습니다. 처음에 작은 양으로 시작해서 점차 늘려가면 설사를 하지 않고, 하더라도 대부분 곧 멈추게 됩니다.
 그렇지만 다른 이유로 설사를 할 수 있습니다. 항생제치료를 받거나 하면 장내에서 활동하는 좋은 세균이 없어져서 그럴 수도 있고, 오랫동안 움직이지 않고 누워만 지내면 장 운동이 떨어져서 발생하기도 하며, 솔비톨이 다량 포함된 음식이나 약을 복용할 때도 그렇습니다. 간혹 먹는 약에 대변을 무르게 하는 위장약이 들어 있을 수도 있습니다.

문제가 되는 경우는 장내 감염입니다. 유동식을 주기 위해 팩이나 주사기를 재사용할 때 깨끗이 관리가 안 되면 남아있는 음식물을 통해 감염될 수도 있고, 보호자의 손을 통해서 음식물이 감염이 되기도 합니다.

보통 주입 속도가 빠른 경우에 설사를 하므로 설사를 할 때는 우선 주입 속도를 느리게 하고, 그렇게 해도 되지 않는 경우에는 장내 세균에 대해 의심해보고 그것도 아니라면 유동식이 환자에게 맞지 않는 경우도 있으므로 다른 유동식으로의 변경을 고려해야 합니다. 설사를 한다고 무조건 안 먹이거나 하면 안 됩니다. 오히려 증상이 악화될 수 있습니다. 만약 3일 이상 지속적인 설사가 발생하면 반드시 담당전문의와 상의해야 합니다.

18 콧줄로 식사는 어떻게, 얼마나 하나요?

일반적으로 400mL를 기준으로 주도록 합니다만, 환자의 소화 능력이나 체중 등을 고려해야 합니다. 하루에 몸무게 1kg당 30kcal로 계산해서 주며, 보통은 1,300~2,000kcal 정도가 됩니다. 콧줄로 주는 영양식에는 비타민이나 전해질(소금기, 칼륨, 칼슘 등)이 적정량 포함되어야 합니다.

집에서 콧줄로 섭취할 경우 직접 만드는 방법도 있지만 만들어져 나오는 경관 유동식을 구입하는 것도 좋습니다. 콧줄로 식사를 줄 때는 반드시 앉히거나, 상체를 30~40도 정도 세워야 합니다. 한꺼번에 주사기로 주는 방법보다는 연속적으로 주는 것이 좋습니다. 처음에는 시간당 25mL 정도의 속도로 주입하다가 차츰 10mL

씩 올리는 방법이 좋습니다. 최근에는 가지고 있는 질환에 따라 다양한 형태의 팩으로 된 제품들이(예: 당뇨 환자용 식이) 많이 나와 있으므로 담당전문의와 상의하도록 하세요.

19. 콧줄로 음식물 섭취를 하고 있는데 뱃줄로 바꾸자고 합니다. 꼭 해야 되나요?

뱃줄이라고 하는 것은 위 근처에서 피부를 통해 관을 집어넣어 위까지 연결하는 관으로, 위루관이라고 합니다. 콧줄(비위관)은 넣고 빼기가 쉽고 빠르며, 뱃줄에 비해 덜 침습적인 장점이 있습니다. 하지만 콧줄은 오랫동안 유지할 수가 없어 입으로 먹는 식사를 오랫동안 하지 못할 것으로 생각되는 환자분의 경우는 뱃줄을 고려해야 합니다.

콧줄을 오래할 경우 식도하부 괄약근이 계속 벌어져 있게 되어 위식도관 역류가 발생할 수 있고, 흡인성 폐렴의 가능성이 높아집니다. 또한 외관상 좋지 않고, 환자로 하여금 자신감을 잃게 할 수 있습니다. 그리고 코의 피부 및 코안 점막에 감염이 생길 수 있고, 식도 협착이나 식도기관지누공 등의 문제를 일으킬 수 있습니다.

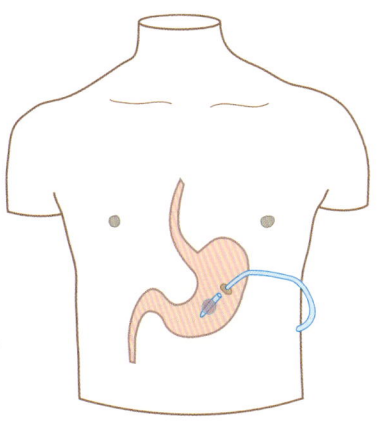

또한 뱃줄을 사용한 경우 장기간 콧줄을 끼고 유지한 경우에 비해 사망률을 감소시킬 수 있다고 알려져 있기도 합니다. 뱃줄을 삽입하는 경피적 위루술 자체로 일부 환자에서는 감염이나 출혈 등의 합병증이 있을 수 있지만 비교적 간단한 시술이므로 4주 이상의 장관식이를 유지해야 할 상황이라면 뱃줄을 하는 것이 좋습니다.

20 소변이 잘 나오지 않습니다. 왜 그런가요?

방광기능은 신경의 지배를 받게 되며 방광조절을 관여하는 곳은 뇌에 있습니다. 따라서 뇌졸중이 생겨 뇌기능이 저하되면 방광기능도 영향을 받게 됩니다. 방광기능장애가 있으면 요로감염이 잘 생기기도 합니다. 또한 소변장애로 인해 소변줄을 넣어 유지하는 경우도 생깁니다. 이 경우 요도에 관이 들어간 자체가 요로감염의 원인이 되기도 합니다.

요로감염은 뇌졸중에 좋지 않은 영향을 미치게 됩니다. 소변장애가 생긴 경우 원인을 찾아 요로감염으로 발전하지 않게 하는 것이 중요하며 약물치료가 도움이 되기도 합니다.

여섯 번째
입원·치료하기

21 소변줄을 언제까지 유지해야 하나요? 아직 소변을 가리지 못하시는데, 빨리 빼도 괜찮은 건가요?

소변줄 없이 소변을 보지 못하시는 것이 아니라면, 최대한 빨리 빼는 것이 좋습니다. 대부분의 환자에서는 저절로 소변기능이 호전되기 때문에 소변줄을 오래 끼울 필요가 없습니다. 앞에서도 언급한 것과 같이, 소변줄 자체가 감염과 발열의 위험이 되기 때문입니다.

뇌경색으로 치료 받는 중에 요로감염이 생기면 입원 기간도 늘어날 뿐 아니라, 뇌경색 증상의 회복도 더딜 수 있고, 재발의 위험도 다소 높아질 수 있습니다. 욕창이 있거나 하는 특수한 상황이 아니라면, 조금 번거롭더라도 기저귀를 사용하는 것이 더 낫습니다.

또한 언어장애가 없고 의식이 있는 환자라면 주기적으로(2~3시간 정도) 소변을 보게끔 하면 소변을 지리는 것을 예방할 수 있으며, 약물요법 등이 보조적으로 도움이 될 수 있습니다.

참고로 소변줄이 당겨진다거나 환자가 무의식적으로 잡아 뺄 수 있는데, 이것은 매우 위험하므로 주의해야 합니다. 소변줄 끝에는 빠지지 않게 고무풍선이 부풀어져 있어서 그대로 잡아 뺄 수 없으며, 강제로 뺄 경우 요도 손상으로 추후에 소변을 보는데 매우 어려울 수 있습니다.

22. 환자가 편안해 하는 방향으로만 눕게 해드리면 안 되나요? 왜 자주 누운 자세를 바꿔 드려야 하나요?

마비가 심한 경우에는 환자가 자유롭게 움직일 수 없어 주변에서 자세를 바꿔주지 않으면 한 자세로만 있게 됩니다. 이런 경우에 엉덩이 뼈 부근이나, 발목뼈, 발뒤꿈치 부근 등 계속해서 압력이 가해지는 부위에 욕창이 생길 수 있습니다. 욕창은 한번 발생하면 치료가 어려워 예방이 가장 중요합니다. 적어도 2시간마다 환자의 누운 위치를 바꿔주고, 에어매트리스를 깔아주는 게 좋으며, 기저귀가 젖으면 바로 갈아주는 것이 욕창의 예방에 도움이 됩니다.

뇌졸중이 생긴 부위에 따라서 환자가 한쪽을 무시하는 증상이 생겨 특정 방향으로만 고개를 돌리거나 누우려는 경향을 보일 수 있습니다만, 그렇다고 해서 한 자세만 계속 유지한다면 욕창이 발생할 수 있습니다. 또한 무시하는 쪽으로 자극을 주어야 재활치료의 면에서도 환자에게 도움이 되므로, 원하는 방향으로만 눕히는 것은 좋지 않습니다.

23. 마비된 다리에 탄력스타킹을 신겼더니 매우 갑갑해 하십니다. 꼭 신겨야 하나요?

다리의 마비가 심한 경우에 심부정맥 혈전증이 생길 수 있습니다. 심부정맥 혈전증은 다리의 정맥에 흐르는 피가 굳어 혈전이 생기는 병입니다. 다리를 움직이지 못하게 되면 정맥의 혈액 순환이 원활하지 않아 혈류가 정체되어 피가 굳게 되는 것입니다.

이는 흔히 발생하는 합병증은 아니지만 심부정맥 혈전증이 발생한 후 다리 정맥의 혈전이 떨어져 나가 폐의 혈관을 막아버리는 폐색전증이 발생할 위험이 있으며, 폐색전증이 발생할 경우에는 생명이 위험할 수도 있습니다. 그러므로 예방을 위해서 마비된 다리에 의료용 탄력스타킹을 착용하고, 약물로는 항응고제나 항혈소판 제제를 복용해야 합니다.

24 입원 후에 마비증상이 더 심해졌어요. 왜 그런가요?

뇌경색이 발생한 후 며칠 내에 증상이 더 악화되거나, 새로운 증상이 생기는 경우가 있습니다. 뇌졸중으로 입원한 환자의 40% 이상에서 증상의 악화가 나타난다는 보고도 있습니다.

뇌경색의 경우 혈관을 막고 있는 혈전이 더 커지거나 동맥경화가 있는 부위나 심장에서 새로운 혈전이 만들어져 뇌졸중이 재발하기도 하고, 악화되기도 합니다. 이런 이유로 새로운 혈전이 만들어지지 않도록 초기부터 항혈소판 제제 또는 항응고제를 투여하게 됩니다.

또한 뇌경색이 발생하면 뇌가 붓게 되는데, 이때도 증상이 악화될 수 있습니다.

25 마비는 어떻게 회복되나요?

뇌졸중 후 발생한 마비의 회복 정도는 초기 뇌졸중 후 마비가 얼마나 심한지와 뇌졸중이 발생한 뇌 부위에 특히 운동신경과 관련된 뇌 부위의 손상 여부에 따라 달라집니다만, 일반적으로 발병 후 6개월 이내에 회복의 많은 부분이 일어나게 됩니다. 보통은 몸통에서 가까운 어깨와 엉덩이 관절을 움직이는 근육들이 먼저 회복되고 몸에서 멀리 떨어져 있는 손가락이나 발가락을 움직이는 근육들은 나중에 회복됩니다. 일반적으로 흔한 중대뇌동맥 경색의 경우 하지가 상지보다 더 잘 회복이 되고, 전대뇌동맥 경색은 상지가 하지보다 많이 회복됩니다.

○ 재활치료

26 뇌졸중 재활치료란 무엇인가요?

뇌졸중 환자들은 정도의 차이는 있지만 기능적 장애를 가지게 되는데, 손상 부위와 정도에 따라 편마비, 감각장애, 언어장애, 시야장애, 무시증후군, 삼킴곤란, 보행장애, 인지장애, 정서적 문제 등의 다양한 기능장애를 보입니다.

여섯 번째
입원·치료하기

　이러한 여러 가지 장애를 정확히 파악하여 상실된 기능을 최대한 회복시켜 일상생활이 가능하도록 하고, 사회에 복귀시켜 의미 있는 삶을 영유하도록 하는 것이 바로 재활치료입니다. 이를 위해서 재활의학 전문의, 재활간호사, 물리치료사, 작업치료사, 언어치료사, 임상심리학자, 재활사회복지사, 오락치료사 등 다양한 영역의 전문가들이 참여합니다.

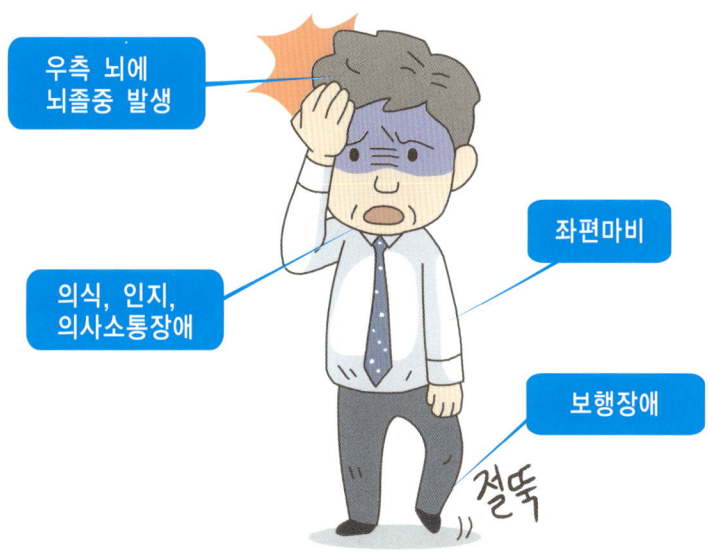

27 재활치료에는 어떤 종류가 있나요?

재활치료에는 물리치료, 작업치료, 언어치료, 인지치료, 오락치료, 전기치료, 보행훈련, 수(水)치료, 통증물리치료, 약물치료 등이 있습니다. 물리치료는 걷기나 팔의 기능과 관련된 큰 움직임을 조절, 훈련하는 것이며 작업치료는 일상생활에 필요한 손의 기능 및 삼킴 기능 향상에 초점을 두고 치료합니다. 실어증이나 발음장애 같은 언어장애 회복을 위해 언어치료를 하고, 인지력 향상을 위해 인지치료를 하게 됩니다. 그 밖에 운동 기능 및 삼킴 기능 회복을 위해 전기 자극을 이용하여 전기치료를 하게 됩니다.

재활치료가 잘 되기 위해서는 반드시 가족이 참여해야 합니다. 재활치료의 목표와 계획은 계속 바뀔 수 있고 진행되는 과정입니다. 따라서 가족들은 이러한 과정에 참여하여 환자에게 심리적 안정을 주고 재활에 도움을 주도록 합니다.

28 재활치료가 뇌졸중 환자에게 많은 도움이 되나요?

뇌졸중 환자의 열 명 중 한 명은 재활치료 없이도 회복되고, 또 다른 한 명은 적극적인 재활치료를 해도 장애가 크게 좋아지지 않지만, 여덟 명에서는 재활치료를 받게 되면 기능의 회복을 기대할 수 있어 재활치료는 대부분의 뇌졸중 환자에게 도움을 줍니다.

29 재활로 인해 뇌 회복에 얼마나 좋은 결과를 얻을 수 있나요?

뇌는 한번 손상되면 회복이 안 되는 것으로 알고 있는 사람들이 많이 있지만, 뇌도 다른 장기와 마찬가지로 회복이 될 수 있습니다. 손상된 뇌 조직 자체의 회복은 미미하지만 뇌의 기능은 어느 정도 회복될 수 있습니다. 뇌에는 사용하지 않은 여분이 많아서 어느 부위에 손상이 있을 때 여분의 뇌가 역할을 대신할 수 있습니다.

재활치료는 뇌졸중으로 손상된 뇌 조직 자체를 회복시킬 수는 없지만 손상된 뇌의 기능은 어느 정도 회복시킬 수 있습니다.

30 재활치료를 해도 회복이 안 되는 경우는 어떻게 하나요?

재활치료를 해도 회복되지 않는 부분들이 있을 수 있습니다. 뇌 기능이 회복되지 않는 경우에는 신체기능장애를 다른 기구 등을 이용하여 대치시킬 수 있습니다. 예를 들어 의자차 또는 보조기를 이용하거나, 삼킴곤란이 있는 경우에는 음식물의 점도를 조절하는 음식 첨가제를 이용하거나, 보상작용을 이용한 식사 방법 훈련 등이 있습니다. 또 집안에 있는 기구를 사용할 때 음성이나 간단한 조이스틱을 이용하여 원하는 기구를 마음대로 작동하게 하는 장치 등이 이에 해당됩니다.

31 재활치료는 뇌졸중 후 언제 시작하는 것이 좋은가요?

뇌졸중 발병 후 빨리 재활치료를 시작하는 것이 가장 좋습니다. 뇌가 회복되는 것은 뇌졸중 발병 후 처음 3개월간 가장 활발하게 일어나기 때문에 그 기간 동안 잘 치료 받는 것이 매우 중요합니다. 최적의 회복기가 지난 이후에는 아무리 좋은 치료를 받아도 회복되는 것에 한계가 있습니다.

가장 이상적인 재활치료 시기는 뇌졸중 환자가 급성기 치료를 받고 있는 동안 즉, 발병 후 1일 내지 2일부터 재활을 시작하는 것입니다. 이렇게 하는 것이 이차적인 합병증을 예방하여 단기간에 최상의 기능회복을 할 수 있는 밑거름이 됩니다.

처음 발병 후 일주일 정도 동안에는 뇌졸중 환자의 신경학적 상태가 많이 변할 수 있습니다. 여러 가지 검사도 받고, 약물치료도 받고, 때로는 수술을 받기도 합니다. 보통 이 시기가 지나면 신경학적 상태가 안정되는데, 이 시점부터는 운동능력과 사회화, 일상생활 훈련 등을 위한 포괄적 재활치료를 시작해야 합니다.

32 재활치료가 합병증을 예방하는 데에도 도움이 되나요?

뇌졸중 후 발생한 여러 장애가 악화되지 않고 합병증이 발생하지 않도록 예방하는 데에도 재활치료가 중요합니다. 처음 입원했을 때 마비가 있는 뇌졸중 환자에서 적절한 체위유지, 체위변경, 피부관리, 수동적인 관절운동을 해드리는 것, 삼킴곤란을 조기에 알아내고 소변줄을 빨리 제거하는 것 등이 모두 초기 재활치료의 일종입니다. 이렇게 하면 관절이 굳거나, 피부의 욕창, 흡인성 폐렴, 요로감염 등의 합병증이 생기는 것을 예방할 수 있습니다.

33 어떤 경우에 입원해서 재활치료를 받아야 하나요?

재활치료는 크게 입원을 통한 집중적인 재활치료, 외래 통원치료, 장기 입원 시설을 이용한 요양으로 나누어 생각해 볼 수 있습니다.

① 집중적인 재활치료

- 일상생활에 불편을 줄 정도로 신경학적 장애가 심하고 계속되는 경우.
- 여러 기능의 장애가 복합적으로 있는 경우: 걷기나 손기능장애, 인지기능장애, 언어장애, 음식물 삼킴장애, 대소변 조절장애 등 장애가 두 가지 이상일 때.
- 걷기장애로 인해 거동이 불편한 경우.
  특히 두 단계 이상의 지시를 따를 수 있는 정도로 치료사와 의사 교환이 가능할 때, 혼자 앉는 자세를 유지할 수 있는 경우에는 집중적인 재활치료를 받으면 더욱 효과적입니다.

② **외래 통원치료**

경미한 언어장애, 인지장애, 시력 소실, 경미한 마비만 있는 등 장애가 복합적이지 않은 경우이거나 충분한 집중적인 재활 입원치료 후 장애가 회복되어 안정기에 들어섰다고 판단되는 경우.

③ **장기 입원시설을 통한 요양**

적절한 재활치료 이후에도 여러 가지 심각한 심장질환, 신장질환, 당뇨병 등 내과적인 질환 때문에 통원치료를 하기 힘든 경우나 장애가 너무 심해서 가정에서는 도저히 돌볼 수 없는 경우.

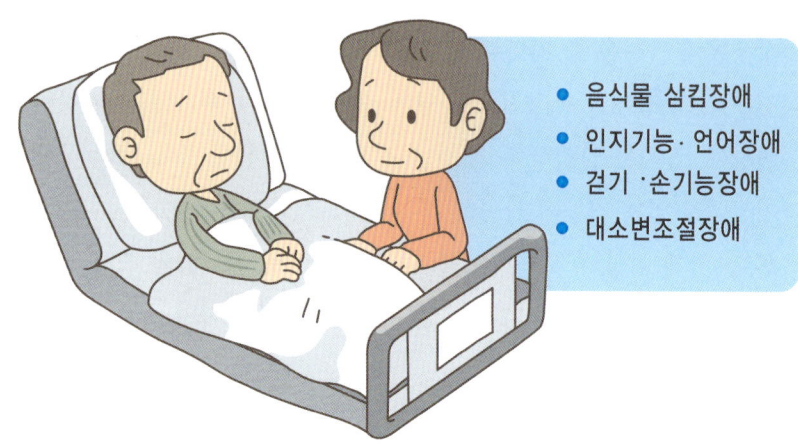

- 음식물 삼킴장애
- 인지기능·언어장애
- 걷기·손기능장애
- 대소변조절장애

여섯 번째
입원·치료하기

34 얼마 동안 입원해서 재활치료를 받아야 하나요?

입원을 통한 집중적인 재활치료는 환자의 상태에 따라 다르지만 발병 초기부터 뇌기능이 가장 잘 회복되는 시기인 발병 후 3개월 내지 6개월까지 시행하는 것이 좋습니다. 외래 통원치료는 거의 대부분의 기능적인 회복이 일어나는 발병 후 2년까지 하는 것이 좋습니다.

그 이후 외래 통원치료 중에도 집중적인 단기치료를 통해 기능적인 향상을 기대할 수 있는 상태가 되는 경우에는 단기간의 집중적인 입원 재활치료를 하기도 합니다.

하나 더 알아두기 – 뇌졸중과 혈관성 치매

35 뇌졸중 후에 치매에 걸릴 수 있나요?

우선 치매에 대해 자세히 말씀 드리면, 치매란 일상생활을 정상적으로 유지하던 사람이 뇌기능장애로 인해 여러 인지기능장애가 생겨 일상생활이나 사회생활을 하는데 어려움을 초래하는 상태를 말합니다. 여기서 말하는 인지기능장애란 기억력, 언어능력, 시공간능력, 계산력, 판단력 및 전두엽 집행능력 등을 말합니다. 보통 언어장애가 생기면 하고 싶은 표현을 바로 못하거나 물건 이름을 대지 못하여 머뭇거리는 증상을 보일 수 있습니다. 그 밖에 읽기나 쓰기에 장애가 있거나, 말수가 감소하는 증상을 보일 수 있습니다. 시공간능력에 장애가 생기면 길을 잃어버리거나 심한 경우 집안 화장실도 못 찾는 경우가 있을 수 있으며, 계산력에 장애가 생기면 돈 관리에 실수가 생길 수 있습니다. 전두엽 및 집행능력에 장애가 생기면 예전에 활동적인 사람이 만사 귀찮아하고 아무 일도 안 하려 합니다. 화를 잘 내지 않던 사람이 쉽게 화를 내고 고집이 생기며, 판단력이 흐려지면 결정을 잘 못해 우유부단해 질 수 있습니다.

지금까지의 보고에는 뇌졸중 환자의 약 4분의 1에서 치매가 진단된다고 합니다. 그러나 이 중에는 뇌졸중과 직접적인 연관이 있는 경우, 뇌졸중과 관계 없이 퇴행성으로 그런 경우, 우울증이 심하여 치매처럼 보이는 경우 등도 있어 의사의 정확한 진찰이 필요합니다. 뇌졸중과 직접적인 연관이 있는 치매를 혈관성 치매라고 합니다.

36 뇌졸중과 관련 있는 혈관성 치매에 대해 설명해주세요.

혈관성 치매란 뇌혈관질환이나 심장혈관 이상으로 인한 허혈 저산소성 뇌손상에 의해 발생한 치매로, 뇌졸중과 직접적인 연관이 있는 치매입니다. 혈관성 치매는 증상이 있던 없던 간에 여러 차례 뇌졸중이 발생하여 생기는 경우도 있고, 한번의 뇌졸중으로도 특정 부위에 발생하여 치매가 오는 경우도 있습니다. 보통 노화와 연관된 알쯔하이머성 치매는 서서히 나빠지지만 혈관성 치매는 갑작스럽게 발생하는 경향이 있으며, 단계적으로 악화되고 증상의 기복이 심한 특징이 있습니다. 그러나 알쯔하이머성 치매와는 달리 적절하게 예방과 치료를 한다면 악화를 막을 수 있습니다.

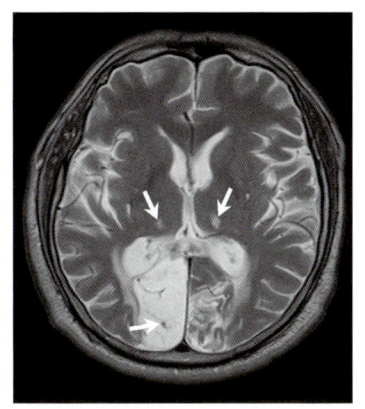 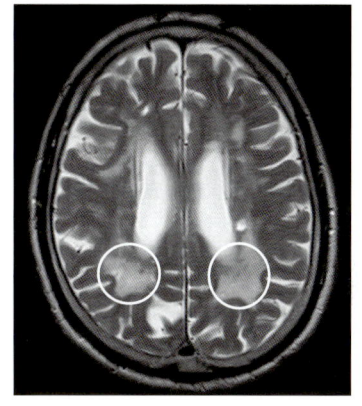

▶ 혈관성 치매 환자의 MRI 사진. 뇌손상 부위가 하얗게 보임.

37 뇌졸중 후에 사람이 완전히 달라지고 이상한 행동을 합니다.

　뇌졸중 또는 혈관성 치매가 발생한 후 인지기능장애뿐 아니라 여러 이상행동이 나타날 수 있습니다. 주로는 전두엽 기능의 장애로 인해 만사 귀찮아 하고 씻지도 않고 가만히 있으려고 한다던가, 억제를 잘 하지 못해서 쉽게 화를 내고 고집을 부리고 공격적이 될 수 있습니다. 또한 발음장애, 삼킴곤란 등과 동반되어 부적절하게 웃거나 우는 병적인 웃음과 울음을 보일 수 있습니다.
　간혹 심한 경우 남을 의심하거나 하는 망상이 있다던가 헛것이 보이는 환각, 환청 등을 보일 수 있으나, 알쯔하이머성 치매보다는 경미한 경우가 많습니다. 그 밖에 불안, 우울, 초조, 배회, 반복적인 행동을 한다던가 성적으로 밝히는 경우도 있는데, 뇌졸중 후 이러한 행동들은 약물로 조절할 수 있는 경우가 많아 의사와 상담이 필요합니다.

38 갑자기 헛소리를 합니다. 혈관성 치매인가요?

치매가 심한 경우 헛것이 보이거나 들릴 수도 있으나, 의식이 혼탁해지면서 갑자기 발생한 경우 섬망일 가능성이 높습니다. 치매와 비슷하나 갑작스럽고 일시적인 정신상태의 혼란을 섬망이라고 하는데, 치매의 경우 수 개월 동안 지속되는 반면 섬망은 수일, 수주간 만에 없어지며, 특히 밤에 심한 경향을 보입니다.

원인으로 폐렴과 같은 전신 감염이나 신경계 감염, 뇌 외상, 알코올중독과 같은 중독성 질환, 간성뇌증과 같은 대사성 질환 등이 있는데, 치매가 이전부터 진행하고 있던 경우 더 잘 발생하는 경향이 있습니다.

39 혈관성 치매가 오지 않게 하려면 어떻게 해야 하죠?

뇌졸중 환자의 경우에는 재발을 방지하고, 뇌졸중이 아닌 사람은 고혈압, 당뇨, 고지혈증, 관상동맥질환, 심근경색, 심방세동, 심장부전 등의 원인을 조기에 발견하여 치료하는 것이 최고의 치매 예방방법입니다. 또한, 뇌졸중의 급성기에는 적절한 뇌졸중 치료로 신경 손상을 최소화하는 것도 중요합니다.

40 혈관성 치매를 치료할 수는 있나요?

혈관성 치매의 치료 방향은 인지기능 저하를 개선하고 치매의 진행을 막고, 우울증, 불안 등의 이상 행동을 치료하는 것입니다. 약물을 복용하면 부분적이나마 인지기능이 개선되기도 합니다. 특히 보호자에게 많은 고통을 주는 이상 행동의 경우 약물로 호전시킬 수 있는 경우가 많아 전문의와의 상담이 필요합니다.

41 치매증상이 심합니다. 집에서 도움을 줄 수 있는 방법은 없나요?

혈관성 치매뿐 아니라 보통 치매 환자를 집에서 모시는 경우 여러 이상행동 등으로 고통을 받는 경우가 많습니다. 이를 최소화하기 위한 보호자의 기본적인 주의 사항은 다음과 같습니다.

- 규칙적인 일과 생활을 계획합니다.
- 환자의 남아 있는 능력들을 발견하여 칭찬해 줍니다.
- 상실한 능력을 대신해 줍니다.

여섯 번째
입원·치료하기

* 환자가 일시적인 충동을 더 이상 통제할 수 없을 수도 있다는 것을 명심합니다.
* 이상 행동을 일으키는 상황을 미리 파악하여 될 수 있는 한 피하도록 합니다.
* 환자의 자기 존중감을 지켜줍니다.
* 환자의 말에 귀를 기울입니다.
* 환자를 돌보는 데 도움이 되는 사회 서비스나 자원 등을 활용하도록 합니다.

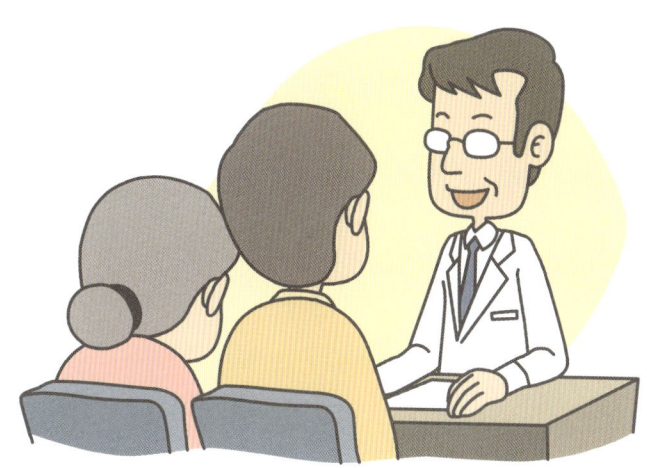

전문가들이 답한다!!

뇌졸중 똑똑하게 극복하는 200가지 방법

일곱 번째

; 뇌졸중 후 올바른 생활하기

01 집에서 생활할 때 불편을 줄일 수 있게 어떤 것들을 갖추어야 하나요?

집으로 퇴원을 할 때 집은 병원과 여러 가지 여건이 달라 어떻게 해야 하는지 무엇을 준비해야 하는지 몰라 당황하는 경우가 흔합니다. 먼저 생각해야 하는 것은 환자의 입장에서 '무엇이 필요한가' 이고, 두 번째는 환자의 안전입니다.

우선 침대가 방바닥 생활보다 여러 가지 면에서 매우 유리하므로 침대를 구비하는 것이 좋습니다. 환자가 의자차를 타거나 걷기 위해 방바닥에서 일어나는 것은 환자뿐만 아니라 보호자에게도 고역입니다. 침대의 높이는 환자가 침대에 걸터앉았을 때 발이 지면에 닿는 높이가 적당하고, 만약 거동을 하지 못해 의자차를 이용하는 경우에는 의자차의 의자 높이와 침대 높이가 같은 것이 좋습니다. 환자가 몸을 잘 가누지 못하는 경우에는 침대 옆에 안전을 위한 바(Bar)가 있어야, 만일의 경우 침대에서 떨어지는 사고를 방지할 수 있습니다. 병원처럼 상반신을 올려 앉은 자세로 유지할

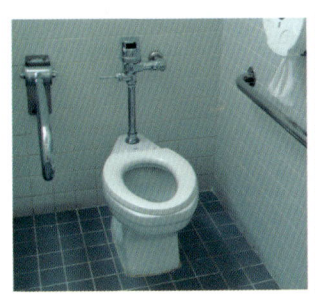
안전바를 설치한 변기

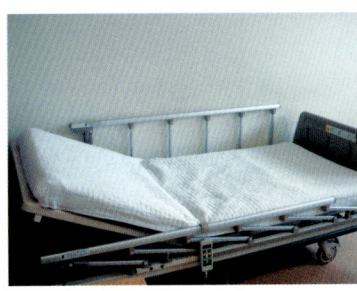
상반신을 올릴 수 있는 침대

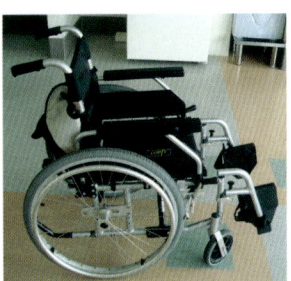
의자차

수 있는 침대 장치가 있으면 눈높이를 올려서 보다 많은 부분을 볼 수 있기 때문에 좋습니다.

　뇌졸중 환자들은 의자나 변기에서 일어날 때 어려움을 많이 호소합니다. 의자와 변기 높낮이를 조절할 수 있는 기구를 이용하면 도움이 됩니다. 또한 화장실에서는 잘 미끄러질 수 있기 때문에 고무매트를 깔아두고 안전 바를 설치하면 넘어지는 것을 방지할 수 있습니다.

　보행에 어려움이 있으신 분은 턱에 걸려 넘어지기 쉽기 때문에 집안 내에 문턱을 없애야 합니다. 그리고 잡고 걸을 수 있도록 안전 바를 벽에 설치하는 것이 좋습니다. 만약 의자차를 이용해야 하는 경우에는 턱을 없애고, 문은 미닫이문으로 하는 것이 좋습니다.

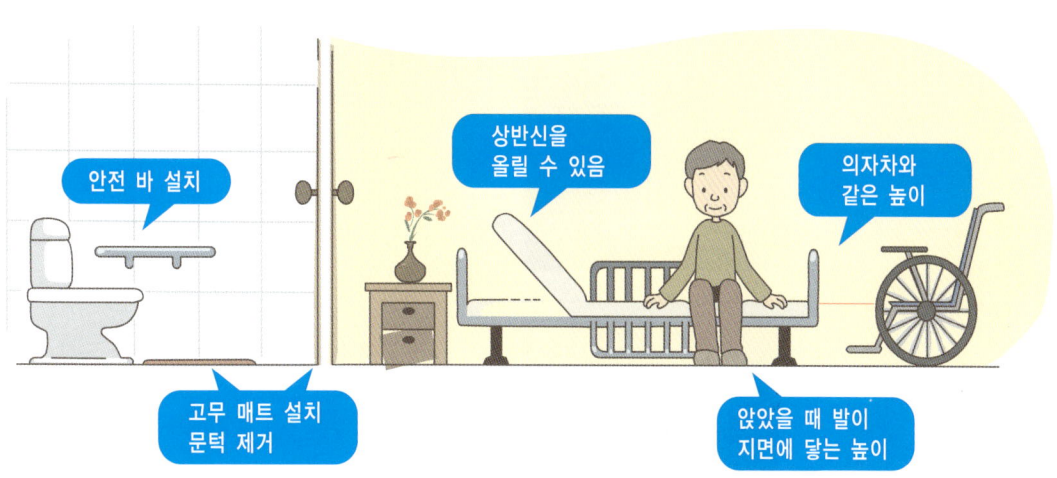

집 안에서 집 밖까지 계단이나 턱과 같은 장애물이 없는지 살펴보고 경사로와 난간을 설치하는 것을 고려해 봐야 합니다. 여러 생활에 도움이 되는 기구나 개조 방법에 대해서는 주치의나 사회사업실에 문의하면 쉽게 소개받을 수 있습니다.

02 뇌졸중 환자에게 도움이 되는 보조기는 무엇이 있나요?

뇌졸중 이후 환자의 상태에 따라 도움을 줄 수 있는 다양한 보조기가 있습니다. 재활의학과 전문의의 도움을 받아 본인에게 꼭 필요한 보조기를 처방 받고 사용하는 것이 필요합니다. 일반적으로 가장 많이 사용되는 보조기는 다음과 같은 것들이 있습니다.

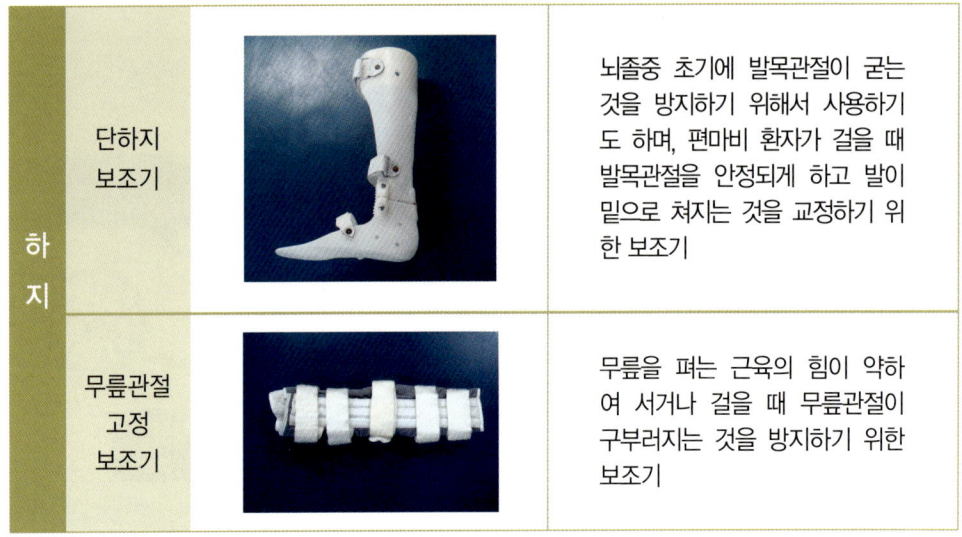

하지	단하지 보조기		뇌졸중 초기에 발목관절이 굳는 것을 방지하기 위해서 사용하기도 하며, 편마비 환자가 걸을 때 발목관절을 안정되게 하고 발이 밑으로 쳐지는 것을 교정하기 위한 보조기
	무릎관절 고정 보조기		무릎을 펴는 근육의 힘이 약하여 서거나 걸을 때 무릎관절이 구부러지는 것을 방지하기 위한 보조기

보행	보행 보조기		뇌졸중 환자가 안전하게 걸을 수 있도록 도와주는 보조기. 환자의 상태에 따라 한발 지팡이, 네발 지팡이, 워커 등을 이용
상지	어깨 보조기		뇌졸중 초기에 어깨관절이 빠지는 것을 예방하기 위하여 사용하는 보조기
	손목 보조기		손목관절 및 손가락관절이 굳는 것을 예방하기 위하여 사용하는 보조기

03 개인위생은 어떻게 관리해야 하나요?

    뇌졸중 이후에는 개인위생에 철저하지 않으면 정상인에 비해 건강을 해치기 쉽습니다.

① 면도하기

뇌졸중 후 상지에 마비가 있거나 손 떨림이 있는 경우, 실행증*으로 인해 면도기를 주어도 사용하지 못하는 경우에는 칼이 있는 일반 면도기보다는 위험성이 적은 전기면도기를 사용하는 것이 좋습니다. 무시 현상이 있으신 분은 한 쪽을 면도하지 못하는 경우가 있으므로 면도 후에 보호자가 점검해야 합니다.

*실행증
움직임에 지장이 없을 정도의 근력을 가지고 있음에도 불구하고, 뇌의 이상으로 인해 움직임에 대한 개념, 계획 수립에 문제가 있어 행동을 하지 못하는 경우를 말함.

② 구강관리

잇몸과 뺨 사이에 음식물이 끼는 경우가 많으므로 식사 후에는 반드시 양치해야 합니다. 뇌졸중 발병 후에 의치가 잘 안 맞는 경우가 많으므로 잘 맞는지 치과의사에게 검진을 받는 것이 좋습니다.

③ 손 발 관리

마비된 쪽에 경직이 심하여 주먹을 꽉 쥐고 있는 경우에는 손톱을 짧게 해야 하고, 손을 여러 차례 펴서 잘 닦아주어 피부질환이 생기지 않도록 하는 것이 좋습니다.

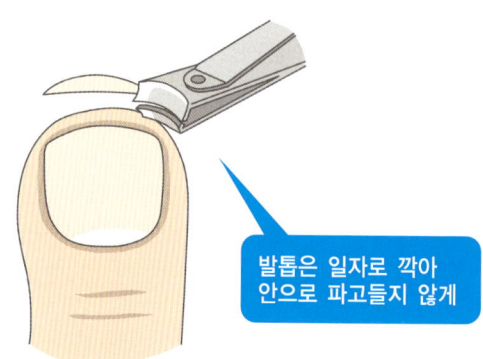

발톱은 일자로 깍아 안으로 파고들지 않게

발톱은 'ㅡ'자로 깎아 발톱이 안으로 파고들지 않게 하고, 발가락 사이는 깨끗하고 건조하게 유지하고 깨끗한 양말을 매일 착용하십시오.

당뇨병이 있는 분들은 발에 궤양이 잘 생기고, 상처가 잘 아물지 않으므로 하루에 한 번씩은 피부색의 변화가 있는지, 상처나 궤양이 발생하였는지 확인해야 합니다.

④ 목욕 등

대소변 가리는 데 문제가 있거나 설사를 하는 경우에는 회음부가 잘 짓무르거나 진균 감염이 잘 되므로 매일 씻고 항상 건조하게 유지해야 합니다.

목욕을 할 때에는 목욕물의 온도를 욕탕에 들어가기 전에 반드시 정상 쪽 손으로 확인해야 합니다. 감각이 떨어진 분들은 얼마나 뜨거운지 잘 몰라 화상을 입을 수도 있습니다.

화장실의 바닥에 물기가 있는 경우 미끄러워 넘어질 수 있으므로 미끄러지지 않게 고무 매트 등을 깔거나 지지대를 설치하는 것이 좋습니다. 목욕하는 동안에는 서서 하는 경우 낙상의 위험이 있으므로 되도록 미끄러지지 않도록 고무패킹을 단 의자에 앉아서 하거나 누운 상태에서 목욕하는 것이 좋습니다. 또한 목욕 수건, 비누 또는 로션 등을 젖은 상태로 욕조나 목욕탕 바닥 가장자리에 남겨 두지 말아야 실수로 넘어지는 것을 방지할 수 있습니다.

🔵 뇌졸중 환자의 음식

04 뇌졸중에 좋은 음식에는 어떤 것이 있을까요?

특별히 뇌졸중 치료를 위해 권장되는 음식이 있는 것은 아닙니다. 반대로 뇌졸중 때문에 꼭 먹지 말아야 하는 음식이 있는 것도 아닙니다. 가장 중요한 원칙은 단백질, 탄수화물, 지방, 비타민, 무기질을 골고루 섭취하는 것입니다. 이를 위해 위에서 언급한 건강한 식생활 지침을 지키는 것이 중요합니다.

특히 신선한 야채와 과일, 저지방 식품 및 생선과 견과류의 섭취가 중요합니다. 야채는 필수 무기질을 포함한 많은 영양소와 섬유질이 풍부한 대신 칼로리는 적어, 비만치료 및 예방에도 좋은 음식입니다. 이러한 과일을 먹을 때는 섬유질 섭취를 위하여 갈아서 먹기보다는 그냥 먹는 것이 좋습니다. 불포화지방산이 많이 함유된 생선은 일주일에 적어도 2회 이상 섭취하는 게 좋습니다.

고지혈증을 의식하여 육류나 생선류를 전혀 드시지 않는 것보다는 필수 지방산과 필수 아미노산의 공급을 위해 적당량을 섭취하는 것이 좋습니다. 그러나 인스턴트 식품, 고지방 식품, 맵고 달고 짠 음식 즉, 설탕 및 소금의 과다 섭취는 비만과 고혈압, 당뇨병을 유발하므로 좋지 않습니다. 또한 비만은 동맥경화증을 일으키므로 과식은 특히 금물입니다.

05 뇌졸중 회복에 청국장 가루, 양파즙 같은 음식들이 정말 도움이 되나요?

염증과 산화 반응이 동맥경화증 또는 뇌졸중과 깊은 관계가 있을 수 있다는 것이 알려지면서 항산화제에 대한 관심이 고조되고 있습니다. 우리 혈액 내에 자연적으로 존재하는 항산화 물질로는 요산, 알부민, 비타민 C, 비타민 E, 플라보노이드, 카로티노이드 등이 있습니다. 따라서 이들을 함유하고 있는 음식에 대한 관심이 증가되는 것은 당연한 일이라 하겠습니다.

청국장 가루는 다시 말하면 발효시킨 콩이라고 할 수 있습니다. 콩류에서 추출한 이소플라빈 성분은 고지혈증과 고혈압을 완화하고 혈관벽을 보호하고 심장혈관계질환을 억제하는 것으로 알려져 있습니다. 그러나 뇌졸중 이후 회복에 직접적으로 도움이 되는지에 대해서는 알려진 바가 아직 없습니다. 또한 과량 섭취할 경우 항응고제를 복용하는 환자의 약효를 떨어뜨릴 수 있어 주의가 필요합니다.

한편 뇌졸중 후 회복에 양파즙이 좋다고 하여 양파즙을 팩으로 만들어 드시는 분이 많습니다. 양파는 항산화제인 플라보노이드의 일종인 케르세틴 및 캠르페롤, 카테킨 등이 다량 함유되어 항산화 효과가 뛰어납니다. 그러나 케르세틴과 같은 항산화제는 양파에만 함유되어 있는 물질이 아니고, 사과, 딸기와 같은 각종 과일이나 적포도주에도 다량 함유되어 있는 물질이므로 양파만 많이 드실 필요는 없습니다. 또한 양파즙을 과량 섭취할 경우 역시 항응고제의 약효가 감소할 수 있어 주의해야 합니다.

06 뇌졸중 이후에 커피, 녹차와 같은 차 종류는 어떻습니까?

설탕이나 프림이 들어가지 않은 커피를 소량 장기간 섭취할 경우 심장혈관계질환에 대한 예방효과가 밝혀지기도 하였으나, 다량을 한꺼번에 마실 경우 심부정맥이나 갑작스런 심정지가 일어나기도 합니다. 우리나라 사람들 대부분은 인스턴트 커피를 마시는 경우가 많은데, 이 경우에는 설탕이나 프림을 같이 섭취하게 되므로 이로 인해 당, 지질 대사가 악화되거나 혈압이 상승할 수 있습니다.

녹차의 경우에는 카테킨이라는 플라보노이드의 일종이 함유되어 있습니다. 플라보노이드는 항산화 효과를 가지며, 장기간 소량 섭취 시 뇌졸중과 심장혈관계질환과 관련한 사망률을 낮추는 것으로 알려져 있어 도움이 된다고 할 수 있습니다.

🌀 뇌졸중 환자의 운동

07 뇌졸중 환자가 운동을 해도 되나요?

　뇌졸중 환자는 신체의 마비와 여러 가지 합병증으로 인하여 운동기능이 둔화되고, 체력과 심폐기능이 저하되어 운동을 하는 데 많은 어려움을 갖게 됩니다. 그러나 적당한 운동을 하면 근육과 신경의 기능이 향상되고, 심장과 폐의 기능이 좋아지게 됩니다. 또한 당뇨병이나 고혈압과 같은 노인병을 예방하거나 조절하는 데 도움을 주고, 정신적으로는 자신감을 주어 적극적인 일상생활을 할 수 있도록 합니다. 따라서 가정에서 지속적으로 운동을 하시는 것이 환자의 신체적인 능력과 정신건강을 유지하는데 꼭 필요합니다.

　그렇지만 올바른 방법으로 운동을 하지 않으면 다른 부작용이 생길 수 있습니다. 회복을 위해서 반드시 운동이 필요하지만, 환자의 체력 수준, 병세나 마비 정도와 합병증의 여부 등을 고려하지 않고 너무 과하게 하면 오히려 환자들에게 심폐기능에 부담을 줄 수 있고, 관절이나 근육에 손상을 가져올 수 있으므로 조심해야 합니다.

08 뇌졸중 환자에게는 어떤 운동이 좋은가요?

　유연성과 지구력을 유지시켜주는 운동이 적당합니다. 달리기, 줄넘기, 웨이트 트레이닝처럼 갑작스럽고 빠른 동작이나 큰 힘을 요하는 운동들은 다칠 위험이 많고, 고혈압 및 당뇨가 있으면 심장에 무리가 갈 수도 있습니다. 걷기나 고정식 자전거 타기, 수영, 체조 등 유산소 운동을 자신의 능력에 맞게 선택하여 실시해야 합니다.

　운동은 일주일에 3일 이상, 한 번에 40분 정도 하는 것이 좋습니다. 하지만 피로가 누적되지 않을 정도로 조절해야 합니다. 그리고 꾸준히 하는 것이 가장 중요합니다. 한 번에 많은 양의 운동을 하기보다는 적절한 강도로 오랫동안 하는 것이 좋습니다.

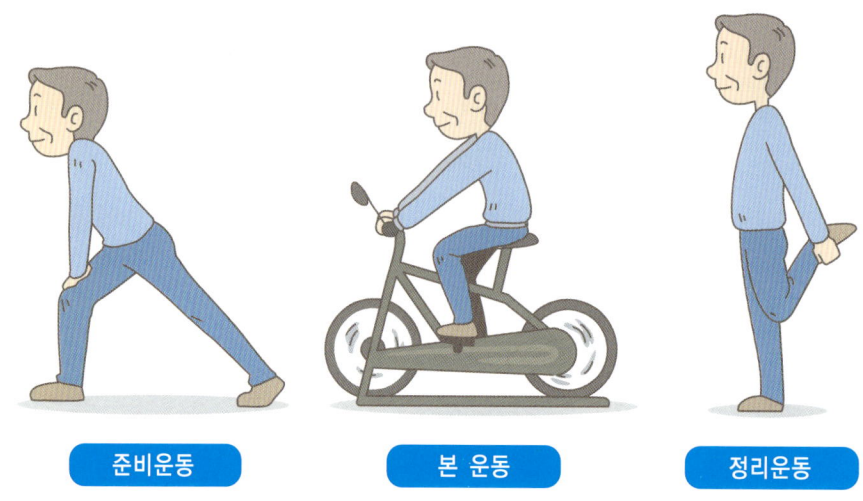

준비운동　　　본 운동　　　정리운동

운동 강도는 땀에 약간 옷이 젖으며, 숨이 조금 차오르는 정도가 적당합니다. 숨이 많이 차거나, 다음날 아침 몸에 무리가 되면 운동이 너무 과한 것이니 주의해야 합니다.

운동을 할 때는 반드시 준비운동, 본 운동, 정리운동 순서로 합니다. 준비운동과 정리운동은 몸을 가볍게 풀고 유연성을 증가시킬 수 있는 운동으로 약 5~15분 정도 하고, 본 운동은 지구력과 근력을 증진시키는 운동으로 30분 정도 하는 것이 적당합니다.

09 운동할 때 주의해야 할 점은 어떤 것들이 있나요?

운동이 아무리 좋다고 해도 운동 중에 다치기라도 한다면 안 하시는 것만도 못합니다. 밖에 나가실 때에는 낙상을 방지하기 위하여 지팡이나 보조기를 준비하는 것이 좋습니다. 특히 뇌졸중 환자는 겨울 새벽에 운동하는 것은 피하는 것이 좋습니다. 새벽 운동은 갑작스레 새벽의 찬 공기를 쐬게 되므로 밤새 이완된 혈관이 갑자기 수축하게 되어 심근경색이나 또 다시 뇌졸중을 일으킬 수 있고, 혹시라도 재발했을 때 주위에 사람이 없어 빠른 치료를 받기가 어려울 수 있기 때문입니다.

당뇨병이 있는 경우에는 아침 식전의 운동은 절대 금물입니다. 반드시 식사 1~3시간 후에 운동을 해야 합니다. 짧은 시간이라도 너무 강한 운동을 하거나 너무 오래 운동을 하게 되면 혈당이 급작스럽게 떨어지기 쉬우므로 주의해야 합니다. 그리고 언제나 저혈당에 대비하여 사탕이나 초콜릿, 과일 주스를 준비해야 하는 것을 잊지 마시기 바랍니다.

10 집에서 보호자가 도와서 할 수 있는 운동치료에는 어떤 것들이 있나요?

뇌졸중 환자는 장애 정도가 매우 다양하여 모든 환자에게 적용하기는 무리가 있지만, 운동기능을 향상시킬 수 있도록 보호자의 감독 또는 도움 하에 할 수 있는 기본적인 운동치료를 몇 가지 소개하면 다음과 같습니다.

① 누워서 팔 앞으로 뻗기

반듯하게 누운 자세에서 손바닥 면을 몸 안쪽으로 하여 팔을 앞으로 쭉 뻗습니다. 이때 고개를 살짝 들어 10초를 유지합니다. 어깨 뒤가 바닥에서 떨어질 정도로 하는 것이 좋습니다. 이 때 배에 힘이 들어가는지 확인하고, 힘이 들어가지 않으면 고개를 살짝 더 들어주어야 합니다.

② 누운 자세에서 마비 측 엉덩이만 바닥에서 떼기

반듯하게 누운 자세에서 마비 측 무릎을 90도로 구부려 다리를 세운 후, 힘을 주어 마비 측 엉덩이를 바닥에서 떼어 냅니다. 이 때 최대한 엉덩이를 들어 약 10초간 유지하는 것을 수 차례 반복합니다. 이 때 환자 스스로 마비된 쪽 발을 고정하지 못하는 경우에는 보호자가 발목 부분을 잡아 유지시켜 주어야 합니다. 마비된 쪽 팔이 구부러지는 현상이 일어나지 않는 범위 내에서 하는 것이 좋습니다.

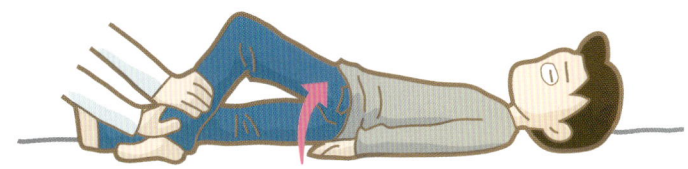

③ 앉아서 팔 운동하기

환자가 엉덩이만 의자에 닿도록 앉은 상태에서 마비되지 않은 손으로 마비 측 손목을 감싸듯이 잡습니다. 두 손을 앞으로 내밀고 약 10초간 유지한 후 왼쪽 45도 앞으로, 오른쪽 45도 앞으로 하는 것을 수 차례 반복합니다. 이 때 두 손을 위로 올려 어깨통증이 없는 범위 내에서 만세 동작을 하는 것이 좋습니다. 양 손 깍지를 끼는 것보다는 활동하기 좋은 손의 엄지가 마비 측 손바닥으로, 나머지 네 손가락으로는 마비 측의 손목 위를 감싸듯이 잡는 것이 더 효과적입니다.

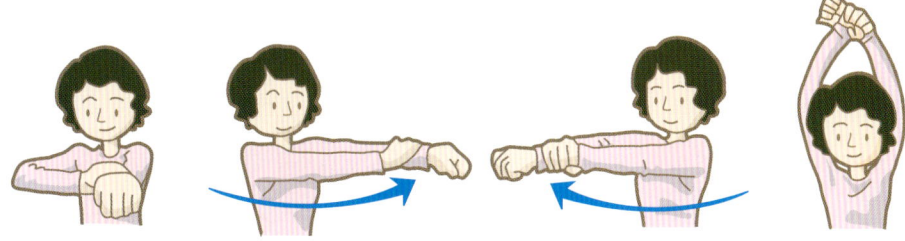

④ 올바른 자세로 서서 균형 유지하기

우선 양 발을 어깨 넓이만큼 벌리고 섭니다. 엉덩이가 뒤로 빠지고 무릎이 뒤로 과도하게 펴지면 아랫배와 엉덩이에 힘을 주면서 배를 살짝 내밉니다. 마비 측의 무릎이 펴지지 않으면 보호자의 두 무릎으로 환자의 마비된 쪽 무릎을 지지한 후 올바른 자세를 만드는 것이 중요합니다. 이때 상체는 앞으로 구부러지지 않게 해야 하고, 환자에게 정면을 쳐다보도록 해야 합니다.

환자가 혼자 서있기 어려우면 벽에 기대서 해도 좋습니다. 손으로 주위의 가구 등을 잡아 몸의 균형을 유지하게 해서는 안 되며 등이 벽에 닿도록 하고, 서있는 자세가 잘 유지되면 환자의 등을 벽에서 살짝 띄우도록 하는 것이 좋습니다.

최소한 10분 이상 올바르게 서있는 자세를 유지하도록 하고, 환자가 힘들어하지 않는 범위 내에서 최대한의 시간을 유지하는 것이 좋습니다.

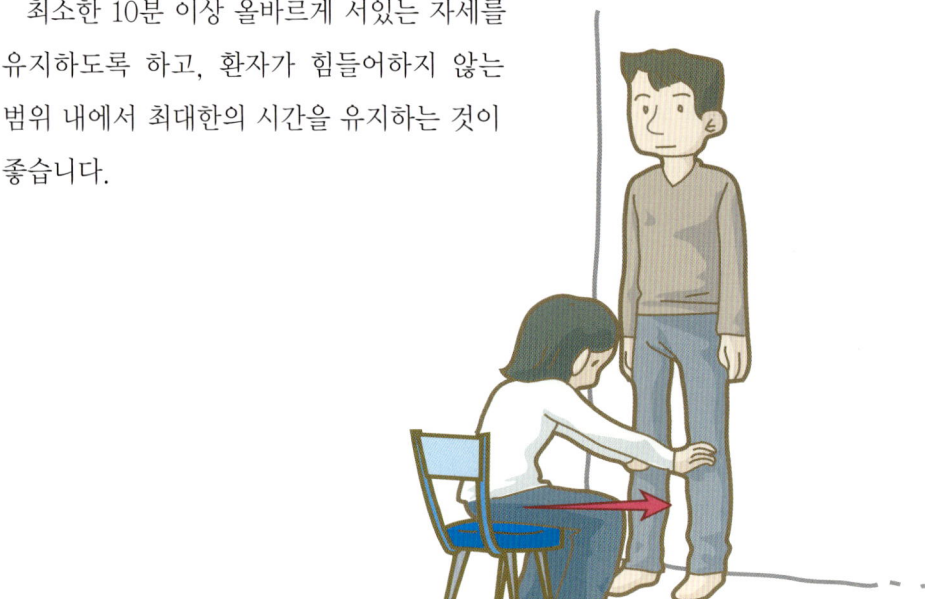

⑤ 서서 체중 이동하기

앞서 말씀드린 것과 같이 서 있는 자세가 올바르게 갖춰지면 골반을 좌우측으로 움직여 마비 측 발과 건강한 측 발에 교대로 체중을 실리게 하는 운동이 필요합니다.

올바른 자세를 유지하며 골반을 움직여 체중을 옮겨야 하며, 상체를 움직이게 해서는 안 됩니다. 체중이 실리면 약 10초씩 그 자세를 유지한 다음 다른 발 쪽으로 체중을 이동합니다.

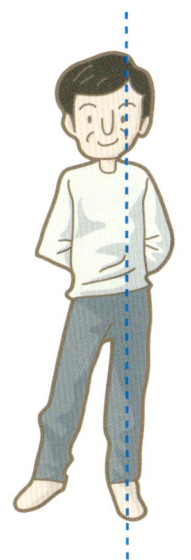 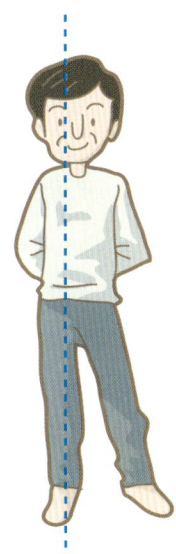

⑥ 서서 천천히 앉기

선 자세에서 환자가 넘어지지 않을 정도까지 매우 천천히 앉다가 10초 유지한 후 다시 매우 천천히 일어나게 합니다. 이 때 마음 속으로 열을 셀 정도로 천천히 하는 것이 중요하고, 환자가 혼자 서 있는 자세를 유지하기 어려우면 벽에 기대서 해도 좋습니다. 단, 양 발에 동일한 힘을 주도록 노력하면서 중심을 잡고 앉아야 더욱 효과적입니다.

위에서 설명한 모든 운동치료는 반드시 보호자의 감독 또는 도움 하에 시행해야 합니다. 경우에 따라 마비가 심하거나 균형이 좋지 못한 환자가 시행하는 경우 넘어져 골절이 생길 수 있으므로 재활의학과 전문의와 반드시 상의하여 자신에게 맞는 방법을 선택하여야 합니다.

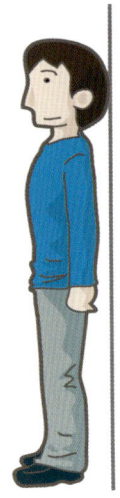 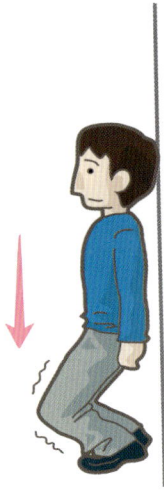

운동치료는 조금씩이라도 매일 열심히, 꾸준히 하시는 것이 좋습니다. 많이 시행하는 것은 중요한 것이 아닙니다. 바른 자세를 취해 반복적으로 정확한 경험이 뇌에 잘 전해질 수 있도록 해야 합니다. 운동 시 힘들거나 피곤하면 반드시 충분한 휴식을 취해야 합니다.

뇌졸중 환자의 올바른 자세

11 좋은 자세로 누워 있는 것이 중요하나요?

마비가 심해서 거동을 거의 할 수 없는 뇌졸중 환자의 경우에는 하루의 대부분을 누워서 생활하기 때문에 침대의 선택, 방향, 누운 자세는 매우 중요합니다. 잘못된 자세로 누어있을 때 욕창이 발생할 수 있고 관절이 굳거나 팔다리가 부을 수 있습니다. 또한, 마비된 쪽의 감각기능과 지각 능력*의 회복에 영향을 주기 때문에 바른 자세로 누워있는 것은 뇌졸중 환자에게 매우 중요합니다.

*지각 능력
자신과 자신 주위의 환경을 정확하게 인지하는 능력을 말합니다. 쉽게 말해서 어떤 상황이나 사건을 보고 들은 다음, 그것을 이해하고 그에 대해 적절하게 반응하는 능력을 말합니다.

12 똑바로 누웠을 때의 자세는 어떻게 해야 하나요?

똑바로 누웠을 때는 베개를 사용하여 더욱 편안하게 해주도록 합니다. 특히 마비가 된 쪽 어깨를 90도 정도 바깥으로 돌아가게 하고, 발꿈치 관절은 90도 정도 구부려 팔 아래에 베개를 대고, 손에는 수건을 감아 자연스럽게 쥐게 하는 것이 좋습니다. 이렇게 하면 팔과 손이 자연스러운 자세를 취하게 되어, 관절이 굳게 되더라도 기능적인 자세를 유지할 수 있으며 손이 붓는 것을 방지할 수 있습니다.

엉덩이 관절, 무릎 관절은 쭉 편 자세를 취하게 하고, 발목은 발판을 이용하여 90도 직각을 유지하는 것이 좋습니다. 이 때 거동을 거의 할 수 없는 경우에는 발이 닿는 발판과 매트리스 사이를 약 10cm 정도 띄어서 발뒤꿈치가 이 사이 빈 공간에 놓이도록 하면 발꿈치의 욕창을 방지할 수 있습니다.

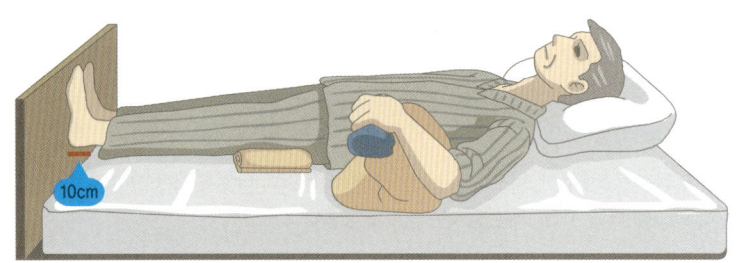

발의 무게 때문에 발이 바깥쪽으로 돌아가는 경우가 흔히 생기므로 엉덩이 관절과 무릎 관절 사이에 큰 수건이나 긴 베개를 옆에 놓아 발이 돌아가는 것을 방지하는 것이 좋습니다. 이때 무릎 아래에 베개를 괴는 경우가 있는데 이렇게 되면 무릎 관절이 구부러진 상태로 굳게 되므로 절대 해서는 안 됩니다. 발이 붓는 경우에는 무릎 이하 정강이 아래쪽에 베개를 대어 발을 높여주면 붓기를 줄일 수 있습니다.

13 옆으로 누웠을 때의 자세는 어떻게 해야 하나요?

옆으로 눕게 되는 경우에는 마비된 쪽이 아래로 가지 않도록 해야 마비된 팔다리가 붓는 것을 막을 수 있습니다. 아래 그림에서 보는 바와 같이 마비된 쪽의 어깨를 앞으로 내밀고 팔꿈치와 손끝을 펴고, 눈높이 정도의 베개 위에 마비 측 팔을 올려놓습니다. 다리 사이에 큰 베개를 넣어 주며, 마비 측 고관절과 무릎은 약간 구부린 자세를 유지하도록 합니다.

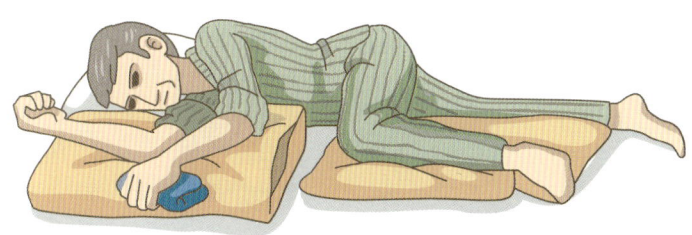

14 환자의 자세를 자주 바꿔 줘야 하나요?

　팔다리의 마비가 심해 움직일 수 없거나 인지 기능이 심하게 저하된 경우에는 2시간마다 누운 자세를 변경해 주어야 욕창을 방지할 수 있습니다. 소량이라도 소변을 실수하여 엉덩이가 젖게 되면 욕창이 생기기 쉽기 때문에 작은 1회용 패드를 이용해서 젖는 즉시 교환하십시오. 등이나 허리 아래로 피부가 벌겋게 되거나 욕창이 생겼다면 그 부위가 닿는 자세는 피하고, 자세 변경에 유의해야 합니다.

　앉힐 때 비스듬히 기대게 하면 몸이 서서히 밀려 내려가면서 엉덩이 쪽에 욕창이 발생하기 쉬우므로 앉힐 때에는 반드시 90도 직각 상태로 앉혀야 합니다.

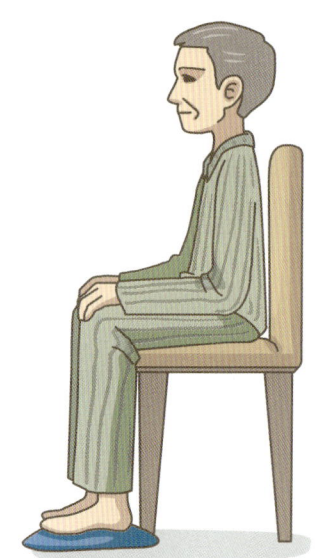

각종 상황 대처법

15 어깨가 아파요. 어떻게 해야 하나요?

뇌졸중 후에 어깨가 아픈 경우가 종종 있습니다. 여러 가지 원인이 있지만 대표적인 몇 가지 경우를 살펴보겠습니다.

① 견관절 아탈구

견관절 아탈구란 어깨가 관절에서 아래로 빠지는 현상입니다. 팔의 무게를 지탱할 힘이 없어 중력에 의해 어깨가 아래로 빠질 수 있습니다. 아탈구를 방치하면 어깨 주위의 근육이 다시 회복되어도 아탈구는 남게 됩니다.

견관절 아탈구는 치료보다는 예방이 중요합니다. 앉는 경우에는 반드시 팔꿈치 관절 아래에 베개 등을 괴어 놓고, 일어서서 걸을 수 있는 경우에는 어깨 보조기를 하는 것이 좋습니다.

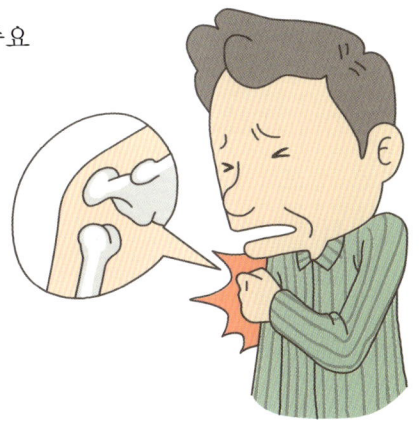

② 오십견(동결견, 유착성 관절낭염)

오십견은 어깨관절을 싸고 있는 막에 염증이 발생하고, 이로 인해 이 막과 주위 연부조직에 섬유화가 진행되어 딱딱해지는 상태를 말합니다. 가장 흔한 증상은 어깨 통증으로 인해서 어깨 관절을 마음대로 움직일 수 없는 것입니다.

팔을 앞으로, 옆으로 천천히 올리거나 손을 허리 뒤로 올려놓았을 때 아파서 못 올리게 되면 오십견을 의심할 수 있습니다. 오십견을 치료하는 데는 크게 약물요법, 주사요법, 물리치료, 운동요법이 있지만, 가장 중요하고 필수적인 치료는 스트레칭 운동치료입니다.

③ 반사성 교감신경성 이양증

뇌졸중 후 2개월 내지 4개월에 잘 발생하며, 손이 특별한 원인 없이 아프고 붓게 되고 어깨 통증을 동반하게 됩니다. 그러나 팔꿈치는 움직여도 통증이 없습니다. 별다른 치료 없이 놔두게 되면 매우 심한 통증과 손의 피부에 변화가 생기게 되므로 초기에 치료하는 것이 좋습니다. 약물, 신경차단치료, 물리치료 등을 하게 됩니다.

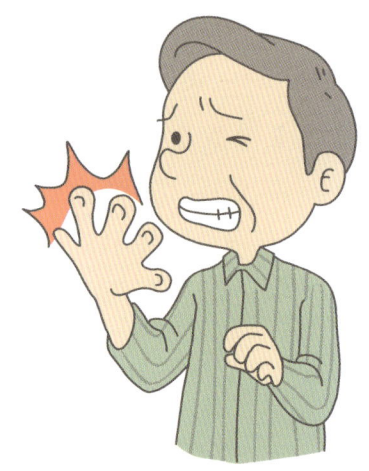

16 열이 나요. 병원에 가야 하나요?

　대부분 집에 있는 뇌졸중 환자에게서 열이 나는 경우는 일반 사람들과 마찬가지로 감기가 제일 흔합니다. 감기라면 크게 걱정할 일은 아닙니다. 그렇지만 폐렴과 방광염 등이 문제가 되어 병원에서 꼭 치료를 해야 하는 경우도 있습니다. 특히 폐렴은 삼킴곤란이 있는 뇌졸중 환자에서 잘 걸립니다. 이런 경우 빨리 병원에 내원하여 적절한 치료를 받아야 합니다.

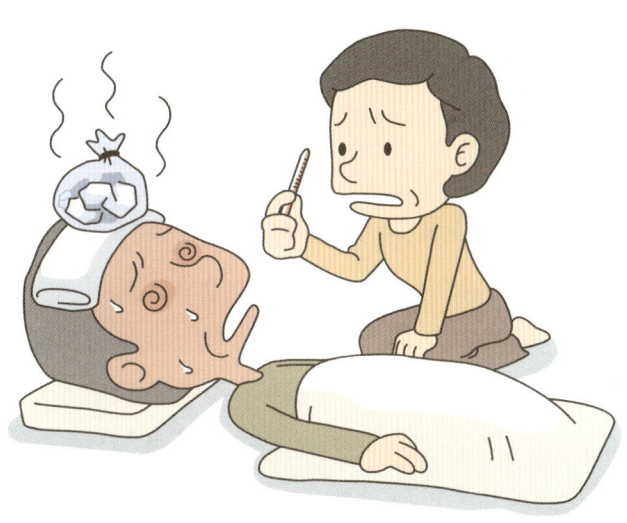

17 정상 쪽 팔다리가 아파요. 왜 그럴까요?

뇌졸중으로 인한 한쪽이 마비되면 마비된 쪽보다 정상 쪽이 과도한 일을 하게 됩니다. 즉, 걸을 때 정상 쪽 다리에 과도한 체중부하로 인하여 무릎이나 고관절에 퇴행성 변화가 쉽게 올 수 있습니다. 또한 정상 쪽 팔과 손을 너무 과도하게 사용하게 되어 어깨관절이나 손목관절에도 무리가 올 수 있습니다. 따라서 정상 쪽에 무리가 가는 것을 최소화할 수 있도록 보행패턴을 교정하고 생활습관을 교정하는 등의 치료가 병행되어야 합니다.

18 뇌졸중을 앓은 뒤로 마비감 혹은 먹먹함이 있었던 마비 쪽 팔, 다리가 저림이 심합니다. 왜 그런가요?

뇌졸중 후에 발생하는 중추성 통증이라고 하는 후유증의 일종입니다. 주로 시상이라고 하는 감각을 담당하는 뇌의 부위에 뇌졸중이 발생할 경우 특히 두드러집니다. 하지만 이 통증은 일반 진통제에는 잘 듣지 않는 매우 치료가 어려운 증상입니다. 그러므로 환자들이 병원을 찾지 않고, 민간요법이나 증명되지 않는 치료법을 찾아 시간과 경제력을 낭비하는 경우가 있습니다. 시간이 지나면 뇌졸중 초기보다는 많이 감소되기도 하지만 없어지지는 않는 통증입니다. 통증 완화에 도움이 되는 약물도 있기 때문에 민간요법을 찾지 마시고 신경과 선생님과 꼭 상의하시기 바랍니다.

19 손이 잘 움직여지지 않는데, 손 운동할 수 있는 방법을 가르쳐 주세요.

일반적으로 뇌졸중 이후 운동기능의 회복은 몸통에서 가까운 중심부에서 먼 쪽의 순서로 이루어집니다. 따라서 상지에서는 가장 먼 쪽인 손의 운동기능이 회복시간도 길고 회복 정도도 낮습니다. 손의 마비가 좋아지기 전까지는 각 손가락 관절 및 손목 관절이 굳지 않도록 충분히 스트레칭 시켜주는 운동이 가장 중요합니다. 또한 마비가 회복되는 정도에 따라 고무공을 쥐었다 폈다 하는 운동이 도움이 될 수 있습니다. 그 외에 각각의 손가락을 따로따로 움직이도록 하는 운동, 바둑알 같은 작은 물건을 집는 운동, 단추를 채우는 운동 등의 손의 미세한 움직임을 유도하는 운동이 도움이 됩니다.

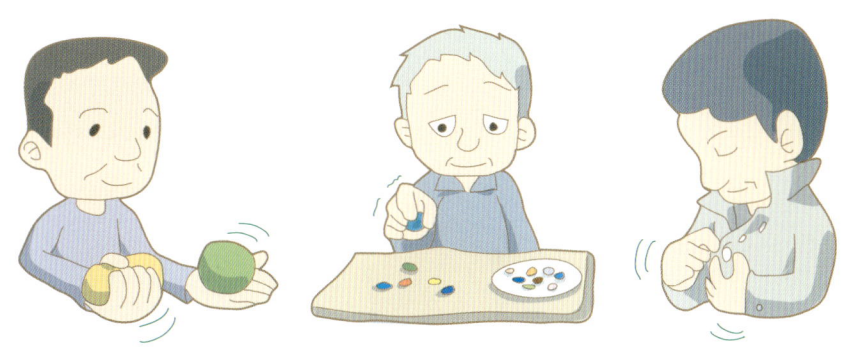

20 걸음걸이가 이상합니다. 바르게 걷고 싶은데 어떻게 해야 하나요?

뇌졸중 후에 예전처럼 걷기가 힘든 경우가 많이 있습니다. 손상된 뇌의 위치, 심한 정도, 뇌졸중 후 얼마가 지났느냐에 따라 걷는 모습이 다양한데, 모습이 예쁘지 않으면 오래 걷지 못하고 미용상 좋지 못하며 쉽게 피곤해지게 됩니다.

발이 땅에서 떨어질 때 발목이 아래로 떨어지는 환자는 농구화나 발목 보조기, 기능적 전기자극치료를 할 수 있습니다.

집에서 걷기 연습을 할 때 요령은 다음과 같습니다.

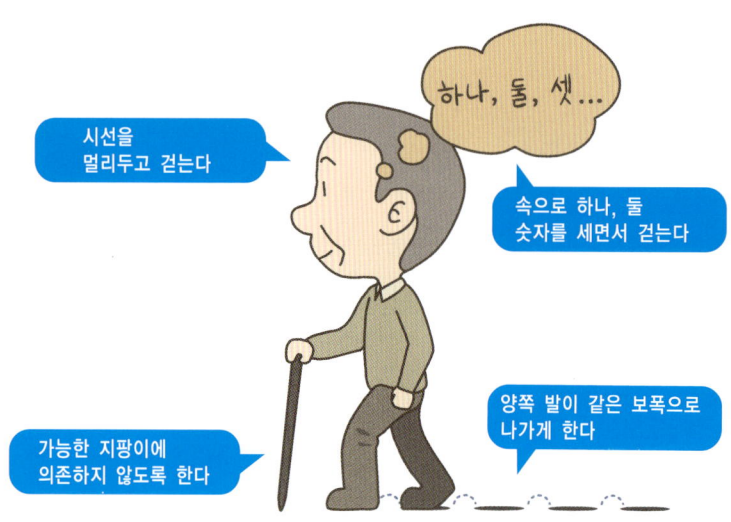

시선을 멀리 두고 걸어야 자연스러운 보행이 되며, 속으로 하나 둘, 하나 둘 세면서 오른발, 왼발이 서로 같은 보폭으로 나가게 하고, 체중이 비슷하게 실리도록 합니다. 혹, 지팡이를 이용하는 경우에는 너무 지팡이에 의존하지 않도록 합니다. 많이 걸으려고 하는 것보다는 짧게 걷더라도 예쁘게 걷도록 거울에 비친 자신의 모습을 확인하며 걷는 것이 좋습니다.

21 걸을 때 까치발(첨족변형)로 걷습니다. 어떻게 해야 하나요?

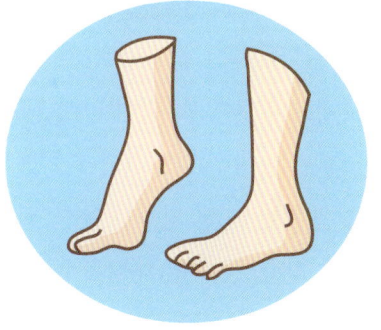

걸을 때 발 뒤꿈치가 땅에 닿지 않고 발 앞쪽 부분과 발가락으로 땅을 디디는 모양으로 보행을 하는 경우를 까치발 보행이라고 합니다. 제일 흔한 원인은 발목을 아래쪽으로 움직이게 하는 근육인 장딴지 근육과 종아리 근육의 경직으로 인해 이완이 되지 않거나 짧아지기 때문입니다.

이런 경우 발목 관절의 스트레칭 운동이 제일 중요합니다. 그러나 스트레칭 운동이나 경직을 덜하게 해주는 항경직제와 같은 약물을 충분히 복용하여도 이완이 잘 되지 않을 경우가 있습니다. 이런 경우는 흔히 보톡스라고 알고 있는 보툴리늄 독소를 장딴지에 주사하거나, 장딴지 근육을 수축시키는 신경을 일부 손상시키는 주사요법이 사용되기도 합니다. 그러나 이렇게 해도 근육이 굳어져 잘 호전이 되지 않을 수 있습니다. 이럴 경우에는 짧아진 근육을 늘려주는 정형외과적 수술이 도움이 됩니다.

이러한 발목 관절 변형이 생기기 전에 스트레칭과 발목 보조기를 통하여 변형을 예방하는 것이 제일 중요합니다. 경우에 따라 발목을 위로 올리는 근육의 약화로 인해서도 비슷한 보행 양상을 보이게 되는데, 이 경우에는 발이 지면에서 떨어져 있을 때만 까치발을 보이게 되며 발목 보조기나 발목근육의 강화 운동이 도움이 됩니다.

22 걸을 때 무릎을 구부리지 못하고 뻗정다리로 걸어요. 어떻게 해야 하나요?

정상적으로 걸을 때 발이 지면에서 떨어지면 무릎이 구부러집니다. 하지만 뇌졸중 환자는 무릎이 잘 구부러지지 않는 뻗정다리 보행을 흔히 보이게 되는데, 정상적인 보행보다 보행 시 힘이 많이 들고 미관상에도 좋지 못합니다.

원인은 매우 다양하고 복합적으로 작용하는 경우가 많아 삼차원 동작 분석기와 같은 정확한 보행 평가를 통한 원인 분석이 필요하기도 합니다. 가능한 원인으로는 무릎을 펴는 근육인 대퇴사두근(허벅지 앞쪽 근육)의 경직으로 인해 생길 수도 있고, 엉덩이 관절(고관절)을 앞으로 구부리는 근육이 약해도 나타날 수 있습니다. 또 보행 중 발이 지면에 닿아있는 동안에는 마치 공이 굴러가듯 발목관절이 움직여 주고 발을 뗄 때에는 발목을 아래로 내리는 근육이 수축하면서 충분히 발 떼기가 일어나 줘야 하는데, 이러한 움직임이 발목관절의 구축이나 경직, 근육의 약화로 인해 일어나지 않는 경우에 생길 수 있습니다. 그 밖에도 엉덩이 뒤쪽 근육인 슬근이 비정상적으로 수축하거나 충분히 체중이 실리지 않은 경우, 넘어지는 것이 두려워 무의식적으로 발을 지면에서 멀리 떨어지지 않게 하려는 경우에도 벌정다리 보행을 보일 수 있습니다.

따라서 운동치료, 약물요법, 주사치료 등을 통해 경직된 근육을 풀어주고 약화된 근육의 근력을 강화시켜주는 치료를 통해서 벌정다리 보행을 교정해야 합니다. 하지만 원인 교정 없이 잘못된 보행패턴이 지속되어 벌정다리 보행이 이미 습관화되어버린 경우에는 치료가 쉽지 않으므로 뇌졸중 초기부터 회복기에 이르는 동안 전문 재활치료기관에서의 정확한 원인 교정을 통하여 올바른 보행패턴을 습관화하는 것이 중요합니다.

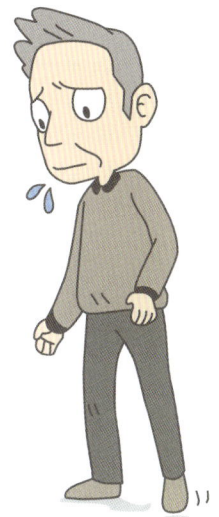

23 팔다리가 뻣뻣해요. 어떻게 해야 하나요?

뇌졸중이 발생하면 처음에는 팔다리에 힘이 하나도 없다가 점점 팔다리가 뻣뻣해지는 현상이 생기게 되는데, 이러한 현상을 경직이라고 합니다. 경직이 생기면 팔다리 움직임에 제한을 주어 걸을 때 비정상적인 모습을 보이기도 하고, 물건을 잡거나 일상생활을 할 때 움직임이 느려지고, 불편함을 주기도 합니다. 경직이 심한 경우에는 욕창이 잘 발생하며 잠을 자는 데 방해가 되고, 대소변 처리에 어려움을 주고, 통증을 유발하기도 합니다.

하지만 경직은 항상 나쁜 점만 있는 것은 아닙니다. 뇌졸중 초기에 서기, 걷기 연습을 할 때 도움을 받을 수도 있고 뇌졸중 후 발생하는 골다공증, 근육의 위축, 마비된 팔다리의 부종들을 예방해주는 장점도 있습니다. 전문의와 상의하시어 경직의 단점이 더 문제가 된다면 조절을 하고, 경직의 장점이 더 크면 조절하지 않는 것이 좋습니다.

24 경직이 갑자기 심해졌어요. 왜 그런가요?

경직이 뇌졸중 발병 후에 비슷한 정도로 있다가 갑자기 더 심해지는 경우가 있습니다. 보통 몸의 상태가 안 좋거나, 폐렴이나 요로감염과 같은 염증이 있거나, 발톱이나 손톱이 안으로 파고드는 경우, 피부에 자극이 갈만한 욕창이나 염증 등이 있을 때, 요로결석, 감정적 흥분, 신체적 통증이 있을 때도 갑자기 심해지므로 이러한 경우에는 환자의 상태를 다시 점검해 보는 것이 좋습니다.

25 경직을 줄이기 위해 집에서 할 수 있는 방법은 어떤 것이 있나요?

관절운동을 지속적으로 적어도 하루에 세 번 이상 하면 경직을 줄여줄 수 있으며, 관절이 굳는 것을 막을 수 있습니다. 또한 경직은 추운 겨울 날씨에 더 심해지는 경향을 보이므로 겨울에 외출할 때 몸을 따뜻하게 하는 것이 좋습니다. 경직이 심한 경우 집에서 핫팩 등을 할 수 있지만 감각이 심하게 떨어지는 경우에는 뜨거운 감각도 잘 느끼지 못해서 화상을 입을 수 있으므로 주의해야 합니다. 발이 뻣뻣해지면서 떨 때에는 엄지발가락을 아래로 내리면서 무릎관절을 구부리면 일시적으로 경직을 줄여줄 수 있으므로 시행해 보아도 좋습니다. 지속적으로 경직이 있는 경우에는 보조기를 필요로 하는 경우도 있습니다.

26 관절운동을 한 직후 갑자기 다리가 붓고 통증, 발적이 생겼어요. 어떻게 해야 하나요?

관절운동 직후에 위와 같은 증상이 생겼다면 근육 내에 출혈이 있어 핏덩어리가 생겼을 경우가 가장 많습니다. 특히 와파린 같은 혈전용해제를 복용하고 있는 환자의 경우 그 위험성이 훨씬 높습니다. 위와 같은 증상 발생하였을 경우 가능한 그 부위를 움직이지 말고 빨리 병원을 방문하여 적절한 치료를 받아야 합니다.

심부정맥 혈전증* 때문에 위와 같은 증상이 발생할 수 있으며 이럴 경우 폐정맥혈전증 같은 이차 합병증 때문에 위험할 수 있으니 역시 마찬가지로 지체 없이 병원을 방문하여 정확하게 진단을 받고 그에 따른 치료를 받아야 합니다.

*심부정맥 혈전증
혈전이 다리 같은 곳의 깊숙한 곳에 있는 정맥을 막아서 발생하는 일련의 증상을 말합니다.

27 집에서 사래가 걸릴 때 대처 방법이 없을까요?

걸쭉한 음식보다는 물을 마실 때 사래가 잘 걸립니다. 집에서 삼킴곤란이 있는 경우 식 전에 20~30분 동안 아이스크림 바 모양의 얼음을 얼려 목젖 주위부분 전체를 자극하고, 식사할 때 똑바로 앉은 자세에서 고개를 숙여 먹으면 한결 도움이 됩니다. 물을 마실 때는 예전처럼 컵으로 마시지 말고 적은 양을 수저로 먹어야 하며, 한 번에 넘기는 양을 약간씩 늘려가면서 사래가 안 들리는 정도로 조절해야 합니다. 이렇게 해도 사래가 들리는 경우에는, 시중에 시판되고 있는 물을 걸쭉하게 만드는 식품첨가제를 물에 타서 먹일 수 있습니다. 물보다는 수프, 샤베트 등을 이용해서 수분을 섭취하게 하는 방법을 고려해 볼 수 있습니다.

그럼에도 불구하고 아예 음식을 넘기지 못하는 경우, 의식이 맑지 않은 경우, 음식을 먹을 때마다 사래가 걸리는 경우, 자주 폐렴이 발생하는 경우에는 코를 통해 콧줄(비위관)을 넣어야 합니다.

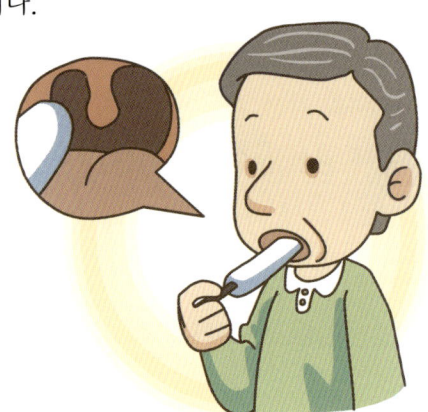

일곱 번째
뇌졸중 후 올바른 생활하기

28 언어장애가 있습니다. 집에서 도와줄 수 있는 방법에는 어떤 것이 있나요?

뇌졸중 환자의 의사 소통에서 무엇이 문제인가를 찾아내고 이것을 해결하기 위해 보호자나 가족들의 지지와 협조가 필요하며 이런 경우 치료의 효과도 큽니다.

우선 언어평가를 통해 언어장애의 정확한 원인을 파악하는 것이 필요합니다. 발음장애가 있는 경우에는 음악을 이용하여 음의 높낮이를 연습하거나 입 주위 근육을 가볍게 마사지하는 등의 감각자극을 주도록 합니다. 또한 입술을 모았다가 크게 벌리는 등의 근력 강화운동을 시행하고, 숨을 깊게 들이쉬었다가 천천히 내뱉는 복식호흡운동을 하도록 하여 발음이 잘 나오도록 훈련을 하는 것이 필요합니다.

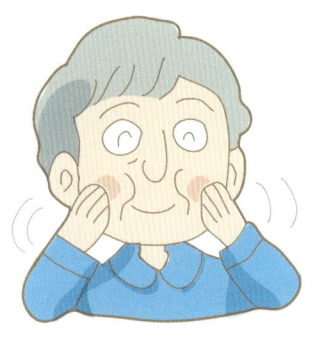
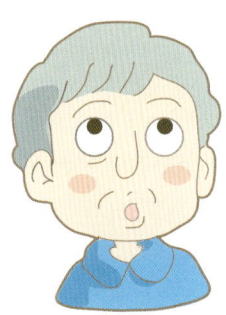
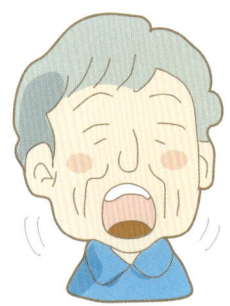

실어증이 있는 경우에는 가족과 함께, 또는 친척, 친구분들을 초청하여 가능한 말을 해야 하는 환경을 많이 만들어주는 것이 중요합니다. 노래 부르기를 시키거나, 노래의 운율에 맞추어 표현하지 못하는 문장을 연습시키는 것도 좋은 방법 중에 하나입니다. 또한 친숙한 그림이나 좋아하는 그림을 주고 이름을 맞추거나 표현하는 훈련을 하는 것이 도움이 됩니다. 만약 말을 알아듣는 기능의 장애가 있는 경우에는 몸짓이나 글로 표현하는 것을 위주로 의사 소통을 하도록 하는 것이 치료에 도움이 됩니다. 실어증이 있을 때 대부분 회복 시 언어에 대한 이해는 빨리 좋아지게 되나 표현하는 것은 더 시간이 걸리게 되는 것으로 알려져 있습니다.

29 환자의 낮과 밤이 바뀌었어요. 어떻게 대처해야 하나요?

환자들이 낮과 밤이 바뀌면 주위에 있는 가족들은 매우 짜증스러워지고 환자와 갈등을 빚기도 하며, 사회생활을 하는 데 어려움을 호소하게 됩니다. 이러한 현상은 거의 외출을 하지 않고, 계속해서 집안에서만 생활하시는 분들에게 자주 일어나는 일입니다. 집안에만 있게 되고 피곤하지도 않아 굳이 밤에 잠을 자야 할 이유가 없는 것입니다. 낮에 졸리면 자고, 일어나고 싶을 때 일어나도 자신의 생활에는 전혀 지장이 없기 때문에 생기는 현상입니다. 이를 해결하기 위해서는 낮 시간에 환경을 바꾸어 뇌의 각성 상태를 유지시켜 주는 것이 가장 중요합니다.

> ## 일곱 번째
> 뇌졸중 후 올바른 생활하기

1) 아침이 되면 커튼을 쳐서 햇볕이 들어오게 한다.
2) 정해진 시간에 식사를 하도록 한다.
3) 일정한 시간에 할 수 있는 운동을 시키는 것이 좋다.
4) 걷지 못하더라도 낮에 의자차에 환자를 태워 외출을 나가는 것이 가장 좋다.
5) 하루 종일 텔레비전을 시청한다든지, 의미 없는 라디오만 계속 듣게 하는 등의 항상 똑같은 행동은 환자에게는 도움이 되지 않는다. 텔레비전이나 라디오를 시청하거나 청취하는 시간은 약 15분 정도로 정하고, 계속 다른 채널로 돌려 새로운 자극을 주도록 하는 것이 좋다.
6) 가능하면 친구, 친척들이 많이 방문하도록 하는 것이 매우 좋다. 이러한 방법으로 새로운 자극을 계속 주게 되면 바뀐 낮, 밤을 정상으로 돌려놓는 것뿐만 아니라 인지기능 회복에도 많은 도움을 준다.
7) 낮에 졸려 할 때나 자려할 때 못 자도록 하고 외출을 시도해보거나, 충분한 운동을 시켜 피곤하게 하여 밤에 자연스럽게 잠이 오도록 하는 것이 좋다.

만약 이러한 노력에도 효과가 없다면 주치의와 상의해, 각성제나 수면제 등의 약물 요법을 고려해야 합니다.

30 한 쪽으로만 보려는 환자는 어떻게 해야 하나요?

왼쪽이 마비된 환자에서 왼쪽으로 고개를 돌리지 못하고, 왼쪽에 무엇이 있는지 알지 못하는 왼쪽 무시 현상이 나타날 수 있습니다. 이런 경우에는 왼쪽으로 정상적인 자극을 많이 받도록 해야 합니다. 즉, 마비된 쪽이 벽 쪽으로 향하지 않도록 침대의 위치를 정하고, 사람이 주로 다니는 문이 마비된 쪽 방향에 있도록 하는 것이 좋습니다. 텔레비전을 보더라도 텔레비전을 마비된 쪽에 위치하게 하며, 보호자가 마비된 쪽에서 대화를 나누게 하는 것도 환자의 무시 현상 회복에 좋은 방법입니다.

31 아무 것도 안 하려고 합니다. 어떻게 하면 되나요?

뇌졸중은 갑작스럽게 나타나고 장애를 동반한다는 점에서 환자와 가족 모두 심리적, 신체적으로 적응하기 어려운 질병입니다.

환자의 입장에서 보면 뇌졸중 후에는 전과는 달리, 원하는 곳에 갈 때나 대소변을 처리하거나 식사하는 것과 같은 기본 생활에서도 가족의 도움이 필요하고, 말을 하고 싶어도 잘 되지 않는 등 여러 가지 장애로 인해 스스로를 조절할 수 없어 정서적 혼란을 느낍니다. 쉽게 울고 부적절한 상황에서 웃고 작은 자극에도 쉽게 화를 내고 짜증을 낼 수 있으며, 경우에 따라 식사도 거부하고 치료도 받지 않으려 하기도 합니다. 이러한 증상들은 우울증 때문일 수 있습니다. 뇌졸중 환자가 우울한 감정을 느끼는 것은 어떻게 생각하면 자연스럽고 당연할 것입니다. 너무 심하거나 지속적이지만 않으면 크게 우려할 일이 아닐 수 있습니다. 대부분 이런 현상이 오래가지는 않는데, 이를 잘 극복하기 위해서는 무엇보다 가족들의 지지가 중요합니다.

가족들은 환자에게 계속 재활치료를 받으면 장애가 지금보다는 나아질 수 있다는 신념을 심어주고, 설사 회복되지 않는다고 해도 환자 자신이 가족들에게 얼마나 소중한 존재인지를 인식시켜 주어야 합니다. 항상 병이 생기기 전과 같이 뇌졸중 환자를 대하고, 가족회의나 가족이 모여 무언가를 결정을 해야 할 때, 외출할 때 소외되지 않도록 하는 것 또한 중요합니다. 환자가 스스로 할 수 있는 일은 가급적 환자 본인이 하도록 도와줍시다. 이러한 과정을 통해 힘들지만 뭔가를 해낼 수 있다는 의지를 심어 주는 것이 중요합니다. 사소한 것이라도 성공하였을 때 칭찬을 해주고, 낮에는 침상에만 있게 하지 말고 운동을 시키고, 세상 일에 많이 참여하게 하는 것이 환자에게 의지를 심어주는 것이라는 점을 명심해야 합니다. 또한 이러한 우울 증상에는 항우울제가 도움이 될 수 있으므로 담당전문의와 상의하는 것이 좋습니다.

32 소변 실수를 자주 하세요. 어떻게 해야 하나요?

뇌졸중 후 많은 환자들이 요실금을 많이 경험하게 됩니다. 초기에는 방광이 이완되어 있다가 만성기에 들어서면서 작은 양의 소변만으로도 방광이 수축하게 되는 과반사성 방광이 되어 요실금이 발생합니다. 요실금을 줄이기 위해서는 규칙적으로 정해진 시간에 자주 화장실에 가는 것이 좋습니다. 예를 들어 '매 2시간마다 또는 아침에 일어나자마자, 매 식사 후, 잠자리에 들기 전'과 같이 소변 계획표를 정하여 놓으면 요실금의 가능성을 줄일 수 있습니다.

요실금 중 가장 난감한 것은 잠잘 때 발생하는 요실금입니다. 이를 방지하기 위해서는 오후 8시 이후에는 수분섭취를 자제해야 합니다. 그래도 밤사이 화장실에 가야 할 경우를 위해 손이 닿는 곳에 소변기와 휴지를 놓아두면 혼자 화장실에 가다가 넘어지는 것을 방지할 수 있고, 벨을 잠자리 옆에 놓아 가족을 깨우는 방법도 고려해 볼 수 있습니다. 이렇게 해도 요실금이 조절되지 않는다면 약간의 약물을 의사에게 처방 받아 자기 전에 투여해보는 것도 고려해 볼 만합니다.

33 변비가 심해요. 어떻게 해야 하나요?

변비는 뇌졸중 환자의 장 운동능력이 떨어져 흔히 생길 수 있습니다. 이런 문제들을 해결하기 위해서는 매일 규칙적인 운동을 하도록 하고, 과일과 야채의 섭취를 늘리는 것이 좋습니다. 만성 신부전이나 심부전과 같이 수분을 제한해야 하는 경우를 제외하고는 충분히 수분을 섭취하도록 해야 합니다. 그리고 아침 식사 후 30분 정도 지나서 가능하면 변기에 앉아서 시계 방향으로 20번 정도 배를 마사지하는 습관을 들이면 배변을 쉽게 할 수 있습니다. 또한 따뜻한 물, 식이섬유가 많은 야채, 자두 주스 등이 도움을 줍니다.

변비 문제가 계속 지속된다면 대변 완화제, 약한 하제(설사제) 또는 좌약 등을 사용할 수 있습니다. 그렇지만 지속적으로 하제나 좌약, 관장을 하는 경우에는 정상적인 장의 운동을 해치게 되므로 의사와 상의하여 꼭 필요할 때만 사용하는 것이 좋습니다.

뇌졸중 후 일상생활

34 뇌졸중이 생기면 다른 사람의 도움을 받아야만 일상생활을 할 수 있게 되나요?

타인에 대한 의존 정도는 뇌졸중으로 인한 후유증이 어느 정도인지에 따라 달라집니다. 한 연구에 따르면 뇌졸중 초기에 전체 환자의 51%는 혼자서 걸을 수 없었고, 12%는 보조기를 사용해서 걸을 수 있었으며, 37% 정도가 혼자서 독립적으로 보행 가능하였습니다. 이들이 퇴원 후에는 22%는 걸을 수 없었지만 14%는 보조기를 사용해서 걸을 수 있었고, 64%는 혼자서 독립적으로 걸을 수 있었다고 합니다. 즉, 꾸준한 재활치료를 통하여 약 80% 정도가 남의 도움 없이 혼자 걷고 움직일 수 있었으며, 70% 정도가 남의 도움 없이 스스로 일상생활을 하는 것이 가능했다고 합니다.

보행뿐만 아니라 상지의 마비로 인해 섬세한 운동이 힘들 수 있기 때문에 옷을 입거나, 식사를 하거나, 세면, 화장실 이용에 타인의 도움이 필요할 수 있습니다.

35 뇌졸중 후 직장에 나가서 다시 일을 할 수 있을까요?

일을 할 수 있다면 하는 것이 좋습니다. 뇌졸중에 걸리면 급성기 치료뿐만 아니라, 재활, 예방 치료 등에도 비용이 들며 그동안 해오던 경제 생활이 위축되거나 중단되어 사회경제적으로 상당한 타격을 입게 됩니다. 많은 부분에서 위축되기 쉽지만 일을 할 수 있다면 가급적 일을 하는 것이 좋습니다.

뇌졸중 후 직장에 다시 복귀하거나 다른 경제 활동을 하는 것은 뇌졸중 후 후유증의 정도에 따라 차이가 있습니다. 한 연구에 따르면 뇌졸중 환자의 약 30%는 직업복귀가 가능했으며, 불과 16% 환자만이 전적으로 타인의 도움을 필요로 했다고 합니다.

퇴원 후 직장 복귀를 위해서는 발병 전 직장 생활이 가능한지, 아니면 다른 직업으로의 전환이 필요한지를 평가해야 합니다. 중요한 것은 뇌졸중 환자라고 하여 위축되지 않고 적극적이고 긍정적인 마음을 갖는 것입니다.

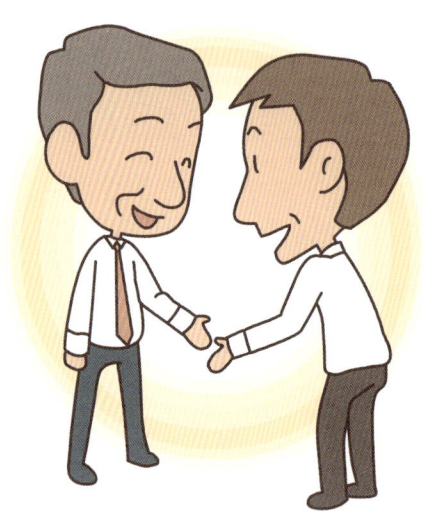

일곱 번째
뇌졸중 후 올바른 생활하기

36 뇌졸중 환자도 일반인처럼 약국에 가서 감기약이나 두통약 등을 사 먹어도 되나요?

의사의 처방이 필요 없는 일반의약품에 해당하는 간단한 두통약이나 감기약을 잠깐 복용하는 것은 대부분 큰 문제가 없습니다. 그렇지만 와파린과 같은 항응고제를 복용하고 있는 경우는 약물끼리 서로 작용을 하여 와파린의 효과를 떨어뜨리거나 오히려 높혀서 문제가 될 수 있기 때문에, 견딜 수 있으면 되도록 안 먹는 것이 좋습니다. 약을 꼭 먹어야 할 경우 약사나 의사에게 현재 와파린을 복용 중이라는 것을 알리고 해당 약을 먹어도 되는지 물어본 후에 먹는 것이 좋습니다.

37 뇌졸중 이후에 성생활을 해도 괜찮을까요?

네, 무방합니다. 부부관계 직후 혈압이 상승되고 심박동이 증가하여 뇌출혈이 발생했다는 몇몇 증례보고는 있으나, 뇌경색이나 허혈성 심장질환의 발생과는 별로 관련이 없기 때문에 성생활을 하여도 무방합니다. 다만 고혈압이 있는 경우 혈압을 엄격히 조절하고, 심장질환을 가지고 있는 경우에는 식사 후나 음주 후에 성행위를 삼가 하는 것이 좋습니다. 피곤함이 덜한 아침에 성행위를 하거나 충분한 전희로 서서히 심박동이 증가하도록 하면 안전한 성생활이 가능합니다.

38 뇌졸중 환자가 발기부전치료제를 복용해도 괜찮을까요?

심근경색, 협심증, 부정맥 또는 뇌졸중 등을 앓았거나 경험이 있는 환자는 발기부전제 복용 시 지나치게 혈관이 확장되어 뇌나 심장에 필요한 만큼의 혈액이 공급되지 못할 위험이 있습니다. 이런 이유로 일반적으로 발기부전치료제 복용은 삼가하는 것이 좋습니다. 따라서 발기부전의 증상이 있을 경우 전문의 진료를 통해 영향을 덜 끼치는, 적절한 발기부전 치료제의 복용을 결정해야 합니다.

39 뇌졸중 후 장애판정은 언제 받을 수 있나요?

뇌병변장애의 장애진단은 재활의학과, 신경과와 신경외과 전문의로부터 받을 수 있습니다. 뇌졸중 후 6개월이 지난 후에 장애판정을 받을 수 있습니다. 6개월이 경과하였다 하더라도 뚜렷하게 마비와 같은 기능이 좋아지고 있으면 판정이 미루어 질 수 있습니다. 해당 전문의에게 장애진단서를 발급 받은 후 관할 동사무소의 담당자에게 제출하시면 복지카드 발급이 가능합니다.

하나 더 알아두기 – 재발

40. 뇌졸중도 재발이 되나요? 된다면 얼마나 재발이 되나요?

뇌졸중을 한 번 앓았다는 이유로 이후 뇌졸중의 발병에 대해서 안심해서는 안 됩니다. 뇌졸중은 재발할 수 있습니다. 오히려 한 차례 이상 뇌졸중을 앓았던 사람이 그렇지 않은 사람에 비해 뇌졸중에 다시 걸릴 확률이 약 10배 가량 높습니다. 또한 뇌졸중이 재발될 경우 처음 뇌졸중을 앓았을 때보다 회복이 어려워 심각한 장애나 후유증을 갖게 될 확률이 높습니다.

여러 연구에 따르면 뇌경색 발생 후 처음 30일 이내에 재발할 확률은 2~4% 정도이지만 5년 이내 재발할 확률은 20~40%로 조사되었습니다.

적절한 약물요법과 생활습관 등을 개선하면 뇌졸중의 재발을 상당히 막을 수 있습니다. 그러나 현재까지의 여러 연구에 의하면 뇌졸중 환자들의 반 수 이상이 적절하게 예방치료를 하지 않고 있다고 합니다.

41 뇌졸중 재발의 징후는 무엇인가요?

뇌졸중이 재발될 때의 증상은 앞서 말씀 드린 '뇌졸중의 증상'들 중 어느 것도 가능할 수 있습니다. 여기서 강조하고 싶은 것은, 처음 뇌졸중을 앓았을 때의 증상과는 다를 수 있다는 것입니다. 없었던 증상이 갑자기 생겼을 때는 뇌졸중을 의심해야 하며, 지체하지 말고 신경과 전문의가 있는 병원 응급실로 가셔야 합니다.

42 뇌졸중 재발을 막기 위한 검사는 무엇인가요?

뇌졸중의 재발을 막기 위해서는 뇌졸중 발생의 원인이 되었던 여러 위험요인들의 변화를 지속적으로 파악할 필요가 있습니다. 예를 들어 고혈압이나 당뇨병이 있었던 경우는 혈압이나 혈당이 잘 조절되는지, 그리고 목동맥과 뇌혈관의 동맥경화증의 정도가 진행되고 있는 건 아닌지 추후 정기적인 체크가 필요합니다. 경우에 따라 정기적인 피검사나 뇌혈류초음파검사, 그리고 MRI, MRA와 같은 검사들이 필요하게 됩니다. 따라서 정기적으로 병원을 방문하셔서 전문의와 상담을 하거나 진찰을 받는 것이 무엇보다 중요합니다.

43 퇴원하고 나서 두통 혹은 어지럼증이 간혹 있는데 혹시 재발된 것은 아닌가요?

두통과 어지럼증은 건강한 사람들에서도 볼 수 있는 흔한 증상입니다. 하지만 뇌졸중을 앓았기 때문에 이러한 증상이 있으면 기분이 좋지 않은 것이 사실입니다. 일반적으로 목 뒤쪽으로 뻐근한 느낌이나 조이는듯한 느낌, 간헐적으로 쿡 쑤시는 듯한 느낌은 뇌졸중과는 관련이 없는 근긴장성 두통일 가능성이 많습니다. 또한 앉았다 일어날 때 순간 아찔한 느낌이나, 고개 위치에 따라 어지럼증이 있다가 좋아졌다가 한다면 말초성 어지럼증으로 뇌졸중과는 관련성이 낮습니다. 반면 참기 힘든 극심한 두통이나 뇌졸중 증상의 악화를 동반하는 두통이나 어지럼증 등은 뇌졸중과 관련이 있을 수 있으므로 지체하지 말고 바로 응급실로 가시기 바랍니다.

44 뇌졸중 발생의 가능성이 있을 때 가정에서 할 수 있는 응급조치는 없나요?

뇌졸중이 처음 발생된 경우든 혹은 재발이 된 경우든 간에 가정에서 할 수 있는 응급조치는 거의 없습니다. 급성 뇌졸중은 기간을 다툴 정도로 매우 위급한 질환입니다. 가정에서 소위 상비약이라 하는 것들을 복용하거나 여기저기 침을 놓거나, 바늘로 손을 따는 행위 등으로 인해 시간이 지체되면 시간 지연으로 인해 혈전용해술을 받을 수 없거나 그 치료 효과가 현저히 떨어지게 됩니다. 또한 삼킴곤란이 있는 경우 가정에서 상비약을 억지로 먹이게 되면 흡인성 폐렴 등 심각한 합병증을 초래할 수 있습니다. 따라서 재발이 의심될 때에는 지체 없이 119를 눌러서 도움을 요청해야 합니다.

　뇌졸중의 과거력이 있는 경우 뇌졸중 재발의 가능성을 항상 염두에 두어야 하며, 집에서 가까워 30분 이내에 갈 수 있는 병원에 대한 자세한 정보는 알아 두는 것이 좋습니다. 병원에 대한 정보는 대한신경과학회(www.neuro.or.kr)나 대한뇌졸중학회(www.stroke.or.kr) 홈페이지의 관련 사이트를 참조 바랍니다.

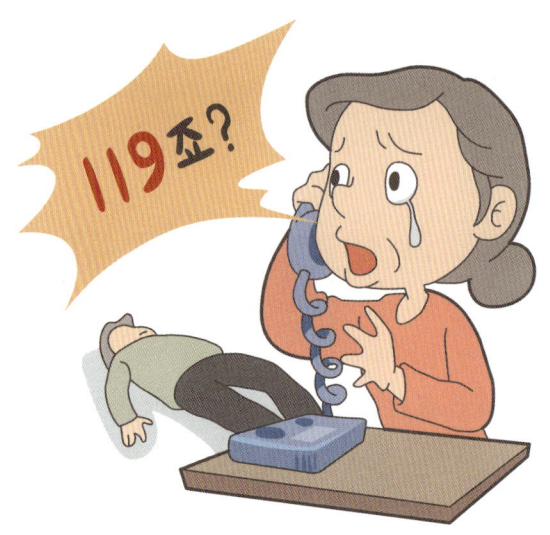

여덟 번째
;부록

나에게도 뇌졸중이?
// 자가진단측정

나는 건강한 편일까?
당신은 현재 건강한 상태인가요? 다음 목록에서 현재 상태를 체크해 보세요.

- 고혈압이 있다. (   )
- 당뇨가 있다 (   )
- 심장병이 있다. (   )
- 고지혈증이 있다. (   )
- 담배를 피운다. (   )
- 술을 많이 마신다. (   )
- 배가 많이 나왔다. (   )
- 허리둘레 : 남자 36인치, 여자 32인치 이상
- 신체질량지수 : 몸무게 _____ kg ÷ 키 _____ m × 키 _____ m
  ($25 \sim 29.9$ kg/m^2: 비만, $30 kg/m^2$ 이상: 고도비만)
- 가족 중에 뇌졸중이 있는 분이 있다. (   )
- 스트레스를 많이 받는다. (   )
- 폐경기 호르몬 치료를 받고 있다. (   )

자, 어떠신가요? 위 목록의 문항들은 일반적으로 뇌졸중을 일으킬 수 있는 위험요인으로 알려져 있는 것들입니다. 현재 상태를 모르시거나 예전에 괜찮았다 해도 당장 체크해보세요. 고혈압처럼 증상 없이 나중에라도 생기는 경우가 있습니다.

또한 자신의 10년 내 뇌졸중 발생 위험도를 알고 싶으시다면, 다음 페이지에 나오는 자가진단 프로그램을 통해 확인해 보십시오. 이는 뇌졸중 위험요인에 대한 많은 연구를 통하여 얻어진 계산법입니다.

✚ 10년 뇌졸중 발생률 계산법 (남자)

1. 나이에 해당하는 점수를 찾으세요. (예를 들어 70세의 경우 5점입니다)

나이	54-56	57-59	60-62	63-65	66-68	69-71	72-74	75-77	78-80	81-83	84-86
점수	0	1	2	3	4	5	6	7	8	9	10

2. 수축기혈압(높은 혈압)에 해당하는 점수를 찾으세요. (예를 들어 160인 경우 6점입니다)

수축기혈압	95-105	106-116	117-126	127-137	138-148	149-159	160-170	171-181	182-191	192-202	203-213
점수	0	1	2	3	4	5	6	7	8	9	10

3. 다음 위험인자 중 본인에게 해당되는 항목의 점수를 모두 찾으세요.
    (예를 들어 고혈압약을 복용 중이라면 2점, 당뇨병이 있으면 2점, 담배를 피는 경우 3점입니다)

위험인자	고혈압약 복용 중	당뇨	흡연	관상동맥질환	심방세동	좌심실비대
점수	2	2	3	3	4	6

* 1), 2), 3) 에서 나온 점수를 모두 합하세요.
    (예를 들어 나이 5점, 수축기혈압 6점, 고혈압 2점, 당뇨병 2점, 흡연 3점으로 총 18점입니다)

* 총점이 나왔으면 10년 뇌졸중 발생률을 아래에 있는 표에서 찾아봅시다.
    (예를 들어 총점이 18점이므로 10년 이내에 뇌졸중이 발생할 확률은 29.0% 입니다)

총점	10년 발생률	총점	10년 발생률	총점	10년 발생률
1	2.6%	11	11.2%	21	41.7%
2	3.0%	12	12.9%	22	46.6%
3	3.5%	13	14.8%	23	51.8%
4	4.0%	14	17.0%	24	57.3%
5	4.7%	15	19.5%	25	62.8%
6	5.4%	16	22.4%	26	68.4%
7	6.3%	17	25.5%	27	73.8%
8	7.3%	18	29.0%	28	79.0%
9	8.4%	19	32.9%	29	83.7%
10	9.7%	20	37.1%	30	87.9%

* 다음은 나이에 따른 평균적인 뇌졸중 발생률입니다.
    (예를 들어 10년 뇌졸중 발생률이 29.0%이므로, 70세 남자의 평균인 13.7%에 비해 2.1배라 할 수 있습니다)

나이	55-59	60-64	65-69	70-71	75-79	80-84
남자	5.9%	7.8%	11.0%	13.7%	18.0%	22.3%

✚ 10년 뇌졸중 발생률 계산법 (여자)

1. 나이에 해당하는 점수를 찾으세요. (예를 들어 65세의 경우 3점입니다)

나이	54-56	57-59	60-62	63-65	66-68	69-71	72-74	75-77	78-80	81-83	84-86
점수	0	1	2	3	4	5	6	7	8	9	10

2. 수축기혈압(높은 혈압)에 해당하는 점수를 찾으세요. (예를 들어 150인 경우 5점입니다)

수축기혈압	95-104	105-114	115-124	125-134	135-144	145-154	155-164	165-174	175-184	185-194	195-204
점수	0	1	2	3	4	5	6	7	8	9	10

3. 다음 위험인자 중 본인에게 해당되는 항목의 점수를 모두 찾으세요.
   (예를 들어 당뇨병이 있으면 3점, 담배를 피는 경우 3점입니다)

위험인자	고혈압약 복용 중	당뇨	흡연	관상동맥질환	심방세동	좌심실비대
점수	4)를 보세요	3	3	3	6	4

4. 고혈압약 복용의 위험점수는 수축기혈압에 따라 다릅니다.
   (예를 들어 고혈압약 복용 중이면서 수축기 혈압이 150인 경우 3점입니다)

수축기혈압	95-104	105-114	115-124	125-134	135-144	145-154	155-164	165-174	175-184	185-194	195-204
점수	6	5	5	4	3	3	2	1	1	0	0

* 1), 2), 3), 4) 에서 나온 점수를 모두 합하세요.
  (예를 들어 나이 3점, 수축기혈압 5점, 고혈압약 복용 중 3점, 당뇨병 3점, 흡연 3점으로 총 17점입니다)

* 총점이 나왔으면 10년 뇌졸중 발생률을 아래에 있는 표에서 찾아봅시다.
  (예를 들어 총점이 17점이므로 10년 이내에 뇌졸중이 발생할 확률은 22.8%입니다)

총점	10년 발생률	총점	10년 발생률	총점	10년 발생률
1	1.1%	10	6.3%	19	31.9%
2	1.3%	11	7.6%	20	37.3%
3	1.6%	12	9.2%	21	43.4%
4	2.0%	13	11.1%	22	50.0%
5	2.4%	14	13.3%	23	57.0%
6	2.9%	15	16.0%	24	64.2%
7	3.5%	16	19.1%	25	71.4%
8	4.3%	17	22.8%	26	78.2%
9	5.2%	18	27.0%	27	84.4%

* 다음은 나이에 따른 평균적인 뇌졸중 발생률입니다.
  (예를 들어 10년 뇌졸중 발생률이 22.8%이므로, 65세 여자의 평균인 7.2%에 비해 3.2배라 할 수 있습니다)

나이	55-59	60-64	65-69	70-71	75-79	80-84
여자	3.0%	4.7%	7.2%	10.9%	15.5%	23.9%

이 책의 마지막 페이지입니다.